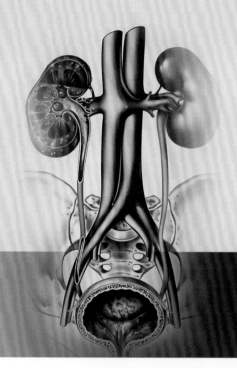

王行环

主审

晏继银　郑　航

编著

泌尿外科
常见病诊疗图解

MINIAO WAIKE

CHANGJIANBING ZHENLIAO

TUJIE

长江出版传媒
Changjiang Publishing & Media

湖北科学技术出版社
HUBEI SCIENCE & TECHNOLOGY PRESS

图书在版编目（CIP）数据

泌尿外科常见病诊疗图解 / 晏继银，郑航编著 . —
武汉：湖北科学技术出版社，2020.8
ISBN 978-7-5706-0092-2

Ⅰ.①泌… Ⅱ.①晏… ②郑… Ⅲ.①泌尿外科学—
常见病—诊疗—图解 Ⅳ.① R69-64

中国版本图书馆 CIP 数据核字（2020）第 115006 号

策 划：熊木忠	
责任编辑：徐 丹	封面设计：胡 博

出版发行：湖北科学技术出版社	电话：027-87679454
地 址：武汉市雄楚大街 268 号	邮编：430070
（湖北出版文化城 B 座 13-14 层）	
网 址：http://www.hbstp.com.cn	

印 刷：武汉精一佳印刷有限公司	邮 编：430034

787×1092	1/16	13.5 印张	219 千字
2020 年 8 月第 1 版			2020 年 8 月第 1 次印刷
			定 价：108.00 元

作 者 简 介

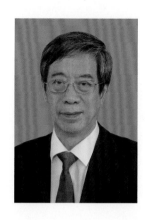

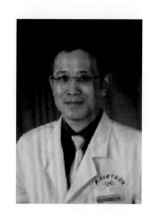

晏继银，男，主任医师，1974年毕业于湖北医学院，大学学历，在武汉大学中南医院（原湖北医科大学附属第二医院）外科教研室、泌尿外科从事临床、教学、科研工作18年。

在男科学方面率先应用"化学假体Papavrine"治疗勃起功能障碍（erectile dysfunction，ED），效果良好，1988年9月在中南五省（宜昌）泌尿外科学术会议上交流经验，1989年5月在（济南）第三届全国泌尿外科学术会议上交流经验。在《中华实验外科杂志》《男性学杂志》《临床泌尿外科杂志》发表ED相关的论著论文4篇，为武汉大学中南医院建立男科学研究室做出较大贡献。1992年8月调到广东惠州市人民医院工作，创建泌尿外科，担任科主任，继续从事临床、教学和科研工作27年，为国家培养泌尿外科专业初、中、高级技术人员40多人。30多次参加全国和省、市泌尿外科学术经验交流会议，在国家级、省级医学专业主流核心期刊上发表论著论文50余篇。其中《中华医学杂志》《中华外科杂志》《中华泌尿外科杂志》论文10篇。著作《无影灯下笔谈》在湖北科学技术出版社正式出版发行。

获得省、市级泌尿外科科技进步奖（二、三等）共5项。

兼任广东省医疗事故争议技术鉴定专家库委员，广东省交通事故伤残鉴定专家库成员。多次参加省、市医疗事故争议技术鉴定。

郑航，男，主任医师，副教授，医学博士，硕士研究生导师，武汉大学毕业后在武汉大学中南医院泌尿外科从事临床、教学、科研工作20余年。

开展了解剖式膀胱癌根治＋原位胃新膀胱术，胃膀胱维持新膀胱的完整性，避免新膀胱的吸收功能，同时因分泌盐酸兼具抗菌作用，避免肠代膀胱的缺陷。开展前列腺癌根治术的新方法，对传统术式进行精细解剖式的改良并逐渐推广，术中保护勃起神经及尿道括约肌，能显著改善患者术后尿控及勃起功能，提高患者的生存质量。代表武汉大学中南医院泌尿外科在省市级专业学术会议上进行全腹膜后淋巴结清扫术手术演示，近3年共演示20余台，均取得圆满成功。每年主持开展一期腹腔镜泌尿外科培训班，每期学员20人左右，该培训班在业内具有"黄埔军校"的美誉，彰显了武汉大学中南医院泌尿外科的影响力。

在国内外知名杂志发表核心期刊论文30余篇，主持6项省级及以上医学科研基金。曾获湖北省科技进步一等奖。

兼任湖北省医学会男科分会常委，湖北省医学会泌尿外科分会委员，湖北省医学会泌尿外科分会微创学组委员，湖北省医师学会泌尿外科专业常委，湖北省泌尿外科腔镜质控中心委员会常委。

序 言

晏继银老师编著的《泌尿外科常见病诊疗图解》一书即将付梓，邀我作序，我能作为第一批读者拜读，倍感自豪，昨日粗略看完窃以为稍觉浅显，放下之后略加思索总觉意犹未尽，遂于晚上专心细读，竟一气呵成，读毕已逾三更，伴随书卷的翻阅，不断浮现我自学生时代初识晏老师以来的种种过往，加之自己已为人师多年，感悟颇多，遂成此序。

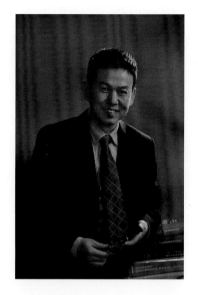

我与晏老师有两次交集，初识于湖北医科大学附属第二医院泌尿外科（现武汉大学中南医院），彼时我是学生，受教于斯，继而留校工作，得以耳濡目染晏老师之治病救人、治学育人、治世处人，受益匪浅。晏老师调往广东省惠州市人民医院泌尿外科担任主任，我亦于博士毕业后前往广东省人民医院泌尿外科工作，一在惠州、一在广州，相比以往空间距离远了，但同在异乡、相互关照，心灵距离却更近了。

多年的至交，我对晏老师最深刻的感受：他是位有思想、有准备的人，在这本书里得到了充分的体现，本书展示的大量图片均来自其从医以来的临床实践与研究工作，是真材实料的记录、是不辞烦劳的整理、是持之以恒的积累、是孜孜不倦的结晶。本书图片尽管来自临床日常工作，但却不落窠臼，其图文清新、逻辑清晰、结构清爽、布局清简，适合泌尿外科及相关专业的各级医师、医学生及研究者参阅。

本书亦是立足于现在、回顾过去，以发病器官为纬线，纵横捭阖，全面透视泌尿外科疾病，读完本书，你不仅对整个泌尿外科系统疾病的图景了然于胸，亦将对泌尿外科系统疾病的趋势与未来产生深邃的思考。

此外，本书亦体现了医者的价值回归，多年来我一直在思索，如何在治病救人的同时治学育人？医者应该承担怎样的使命？晏老师本可只管治病救人，无须给自己增加收藏图片这些"额外的"辛劳，但他去做了，且是几十年如一日。

我时常教导学生，一个人的成长应分为3个阶段：第一阶段是开启，这个阶段的特点是照猫画虎、照葫芦画瓢；第二阶段是开拓，特点是熟能生巧、积跬步以致千里；第三阶段是开创，得心应手、知其所以然。

因此，晏老师这本书带给我们的不仅仅是纸面上的知识，更带给我们一名医师如何去成长自我、成就事业、成全学科的启迪。

　　掩卷而思，想说的还有很多，千言万语，莫如请读者一起品评与分享，并祝晏老师身体健康！

武汉大学中南医院院长

《现代泌尿外科杂志》主编

中国研究型医院学会泌尿外科学专业委员会主任委员

中国医疗保健国际交流促进会循证医学分会主任委员

《中华泌尿外科杂志》编委

2020 年 5 月 3 日

于武汉东湖之滨

前　言

　　近年来，我国泌尿外科事业迅猛发展，已成为临床医学的重要学科之一，新的诊断和治疗技术不断涌现，从业人数逐年增多，但是泌尿外科专业在地域发展极不平衡，很多新技术在基层医疗单位还处于起步阶段，为了推进我国基层医疗单位泌尿外科专业的发展，作者把工作中收藏的泌尿外科各种常见病的标本和临床经验，结合国内外相关文献资料，编著成《泌尿外科常见病诊疗图解》，希望对提高我国基层医疗机构的泌尿外科专业水平略尽微薄之力。

　　本书内容共分13章，临床疾病图片360余张，重点介绍肾上腺外科疾病嗜铬细胞瘤及腹膜后肿瘤，详细地介绍了泌尿外科最常见的疾病，包括泌尿系结石、结核、肿瘤、损伤，同时也把男性生殖系统和性传播疾病做了简明的叙述。

　　在编辑本书过程中，承蒙武汉大学中南医院院长王行环在百忙之中为本书主审和作序，武汉大学中南医院泌尿外科王永志博士、广州军区总医院泌尿外科博士胡卫列教授、湖北省应城市人民医院院长杨永东、惠州市第三人民医院医学硕士研究生石崇军、成龙医师、邳州市人民医院泌尿外科赵计伟等提供了相关图片，在此表示衷心的感谢！本书得到湖北科学技术出版社大力支持，在此表示最真诚的谢意！

　　限于篇幅和时间，本书内容难免有疏漏之处，希望泌尿外科同道多提宝贵意见，以便于及时修正再飨读者。

晏继银　郑　航

2020 年 6 月

CONTENTS 目　录

第一节　肾上腺嗜铬细胞瘤

肾上腺嗜铬细胞瘤（phechromocytoma）又称肾上腺髓质瘤，发生于肾上腺髓质及交感神经节或者其他部位的嗜铬组织，其特点是肿瘤释放大量的儿茶酚胺类物质（去甲肾上腺素、肾上腺素、多巴胺），引起阵发性或持续性高血压和/或持续性高血压阵发性加剧，同时出现代谢紊乱综合征。

在高血压病例中，嗜铬细胞瘤占 0.1% ~ 0.5%。对高血压病例常规做肾上腺彩色 B 超筛查、CT、MRI，诊断肾上腺嗜铬细胞瘤并不困难，但是基层医院时有误诊或漏诊。

近年来肾上腺嗜铬细胞瘤的发病率较往年有明显增多趋势，凡是 30 ~ 50 岁的青壮年患有高血压，持续性高血压，阵发性高血压，或持续性高血压阵发性加剧，伴有头痛、头晕、心率增快、心悸、出汗多等代谢紊乱症候群，降血压药效果不满意时，医生必须想到嗜铬细胞瘤，Kline（1961）认为患者有大汗、心动过速、头痛、血压升高"四联征"对嗜铬细胞瘤有诊断意义。

嗜铬细胞瘤绝大多数生长在肾上腺，本书资料中肾上腺嗜铬细胞瘤在肾上腺者占 98%，在肾上腺以外者占 2%。

有人称嗜铬细胞瘤所致的高血压为"外科性高血压"，所谓"外科性高血压"就是采取外科手术可治愈的高血压，切除瘤体后血压恢复正常，不需要终生口服降血压药。

在过去的嗜铬细胞瘤传统开放手术中病死率较高，手术风险性很大，近年来随着外科技术水平不断提高，主刀医生的手术操作技能日渐娴熟，经过 7 ~ 10d 的围手术期准备，用 α－受体阻滞剂控制血压，把居高不下的血压降低并稳定在 130/80mmHg 左右，β－受体阻滞剂普萘洛尔控制心率，使心率维持在 90 次 /min 左右，输液、扩容等术前准备充分，再加上良好的麻醉技术条件，气管插管全麻下开放手术或腹腔镜手术风险大大降低。

【临床资料】

例 1：女，45 岁，血压 160/100mmHg，心率 100 次 /min，CT 报告示右侧肾上腺巨

大嗜铬细胞瘤，肿瘤有合并包膜下出血约 100ml。本应该准备 3 个月之后做手术，但是患者和家属强烈要求半个月内手术，医生出于同情患者，遂给予开放手术，可见肿瘤约 4.5cm×4.5cm×4.0cm 大小，与周围严重粘连，与十二指肠、腔静脉、膈肌广泛粘连，稍动一下就出血不止，手术中的进度缓慢艰难，手术做了 4 个小时，终于平安完成（图 1-1）。

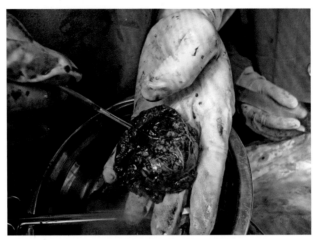

图 1-1　肾上腺嗜铬细胞瘤并出血

例 2：男，45 岁，持续性高血压 6 年，血压 160/100mmHg，心率 100 次 /min，当作一般高血压治疗无效，做肾脏 B 超，无意间发现左肾上腺肿块，CT 增强扫描示左肾上腺巨大嗜铬细胞瘤，经过 7 ～ 10d 围手术期的准备，左侧胸腹联合切口，手术分离肿瘤过程中血压一度高达 240/110mmHg，术后血压立即恢复正常范围，为 126/84 mmHg。

病理报告：左侧肾上腺嗜铬细胞瘤（图 1-2A）。

例 3：男，41 岁，血压 160 ～ 190/100 ～ 110mmHg，心率 114 次 /min，持续性高血压，一般降血压药难以控制。

检查：肾脏 B 超示左侧肾上腺肿瘤，CT 增强扫描，诊断为左肾上腺嗜铬细胞瘤，肿块 5.0 cm×4.5cm 大小。治疗：气管插管全麻下开放手术。

术后病理组织学诊断：左侧肾上腺嗜铬细胞瘤（图 1-2B）。

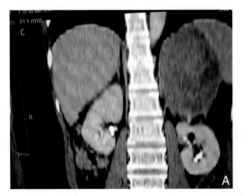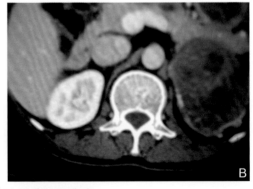

图 1-2　左侧肾上腺嗜铬细胞瘤

例 4：男，47 岁。患高血压 7 年，当地县级医院当作高血压治疗，无效果。笔者经 B 超和 CT 诊断为右侧肾上腺嗜铬细胞瘤。手术中见肿瘤太大，与十二指肠、腔静脉、膈肌广泛粘连，术中考虑再三决定行肿瘤囊内剜出术，考虑到包膜还是有一定的厚度，也有一定的韧性，包膜下很容易剜出，包膜肿瘤下剜出后出血量大而凶猛，瞬时血压下降到 60/40mmHg，休克，三管齐下快速输全血 800ml、羧甲淀粉 1 400ml 扩容，血压回升到（90 ~ 100）/（60 ~ 70）mmHg。不料术后第 5 天出现急性呼吸窘迫综合征（ARDS），立刻行人工呼吸机辅助治疗 6d，患者转危为安。出院时血压 140/90mmHg，心率 82 次 /min。术后随访 1 ~ 5 年，血压在正常范围，CT 扫描示无嗜铬细胞瘤复发，已能参加生产劳动。

过去大多数学者不大主张包膜内剜出术，只怕留下的包膜还可能继续生长肿瘤，存在嗜铬细胞瘤复发问题，笔者体会到巨大嗜铬细胞瘤包膜下剜出主要是大出血的问题（图 1-3）。

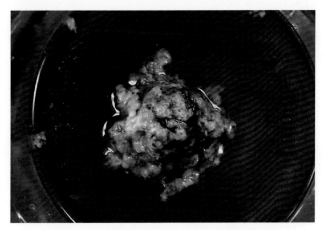

图 1-3　左侧肾上腺嗜铬细胞瘤囊内剜出

例 5：女，46 岁，突发脑出血浅昏迷入院，以脑溢血收入神经内科，血压从 180/108mmHg 升至 210/110mmHg，心率 130 次 /min，有头痛、头晕、心慌不适、出大汗等症状。头脑部 CT 扫描：脑基底节处出血。

自认为既往无高血压病史。住院体检 B 超时无意之中发现左肾上腺巨大嗜铬细胞瘤，经过 30d 的住院治疗，应用 α - 受体阻滞剂酚苄明、β - 受体阻滞剂普萘洛尔等围手术期处理，血压平稳在 130/90mmHg，心率 90 次 /min，接近正常范围时手术治疗。

治疗：择期开放手术，切除肿瘤后康复。

病理诊断：左侧肾上腺嗜铬细胞瘤（图 1-4）。

例 6：女，35 岁，阵发性高血压 5 年，血压最高达 180/100mmHg，心率 128 次 /min，有头痛、头晕、心悸、多汗、失眠、多梦等症状，一直在心血管内科就诊。

住院前的一次 B 超和 CT 检查诊断为右侧肾上腺嗜铬细胞瘤。

治疗：经过为期 1 周的围手术期准备，应用酚苄明、普萘洛尔等药围手术期处理，开放手术切除右侧肾上腺 6.0cm×6.0cm×5.0cm 大小肿瘤后，患者血压恢复正常，康复出院。

病理诊断：右侧肾上腺嗜铬细胞瘤（图1-5A）。

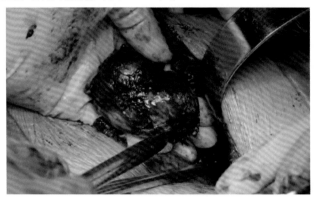

图1-4 左侧肾上腺嗜铬细胞瘤

例7：男，41岁，已婚育，农民。持续性高血压5年，血压高达180/108mmHg，心率132次/min，伴有头晕、头痛、多汗、失眠、心悸等症状，全身乏力，不能参加体力劳动。基层医院内科一直当原发性高血压治疗，无效，经人介绍找笔者诊治，B超和CT报告：右侧上腹部巨大肿瘤，实质性肿瘤约35cm×38cm×32cm大小，诊断为右侧肾上腺巨大嗜铬细胞瘤。

口服酚苄明、普萘洛尔等药品，经1个月的围手术期处理，血压平稳，接近正常范围。上转广州军区总医院泌尿外科手术，经腹腔开放手术取出右侧肾上腺巨大嗜铬细胞瘤。

病理诊断：右侧肾上腺巨大嗜铬细胞瘤。术后微信随访：血压正常，未口服降血压药，已恢复生产劳动（图1-5B）。

例8：女，40岁，头晕、头痛、多汗、失眠等3年余。

体检：血压高达160/96mmHg，心率102次/min，B超示右侧肾上腺肿瘤3.5cm×3.5cm大小，进一步CT扫描示右侧肾上腺肿瘤约3.5cm×3.5cm大小，诊断为右侧肾上腺嗜铬细胞瘤。

经过7～8d的围手术期准备，采取腹腔镜微创手术，取出右侧肾上腺嗜铬细胞瘤后血压恢复正常。病理诊断：右侧肾上腺嗜铬细胞瘤（图1-5C）。

例9：男，36岁，高血压6年，血压170/100 mmHg，心率115次/min。

诊断：右侧肾上腺嗜铬细胞瘤。

围手术期治疗：首先要用药物控制高血压，α-受体阻滞剂酚苄明10mg，每8h口服1次，根据血压需要逐渐调整剂量，直至控制血压在（100～130）/（80～90）mmHg，在降血压的同时心率会增快，当心率超过120～150次/min时，要用β-受体阻滞剂普萘洛尔5mg，每8h口服1次，心率一定要控制在80～90次/min，通常情况下α-受体阻滞剂酚苄明和β-受体阻滞剂普萘洛尔同时口服。

在充分的术前准备下，手术中血压不会大起大落，患者平稳度过麻醉和开放手术关，病理学诊断：右侧肾上腺嗜铬细胞瘤（图1-5D）。

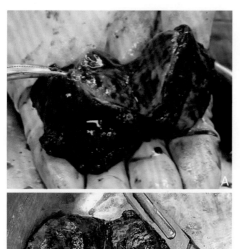
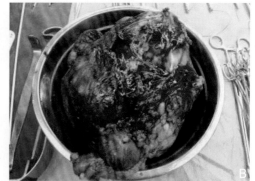
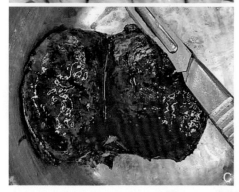
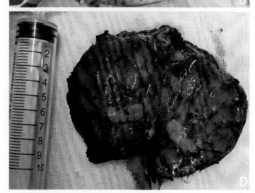

图 1-5 右侧肾上腺嗜铬细胞瘤

例 10：男，患者无高血压等任何症状，体检血压在 120/80mmHg 左右，一般情况好，未发现高血压，B 超筛查无意中发现左侧肾上腺较大肿瘤，CT 报告示左侧肾上腺肿瘤 10.0cm×8.0cm×8.0cm，并有陈旧性包膜下出血灶，考虑为静止性嗜铬细胞瘤。

早上患者被推车送进手术室手术，麻醉师在测血压时突然发现患者血压为 180/96mmHg，心率 110 次 /min。经过医务科组织讨论决定，进一步确定是静止性嗜铬细胞瘤，在未做充分的嗜铬细胞瘤手术前准备时，开放手术风险很大，为了安全起见，决定暂停手术，回病房做嗜铬细胞瘤的围手术期准备和内科治疗，α- 受体阻滞剂酚苄明 10mg，每 8h 口服 1 次，根据血压需要逐渐调整剂量，直至控制血压在 120/80mmHg 上下，用 β- 受体阻滞剂普萘洛尔 5mg，每日 2 次口服，控制心率在 80 ~ 90 次 /min，择期手术，1 周后全麻下开放手术，手术过程中肿瘤粘连严重，由于经过充分的手术前准备，术中血压平稳，术后血压也在正常范围。病理诊断：左侧肾上腺嗜铬细胞瘤（图 1-6）。

Kennedy（1961）、晏继银（1993）先后发现，手术切除的嗜铬细胞瘤标本浸泡在 10% 甲醛溶液（福尔马林溶液）里，甲醛原本是无色透明的溶液，铬细胞瘤标本瓶里的浸泡液呈现特征性深棕色液体。嗜铬细胞瘤组织里含有一种嗜铬素 A（CgA）物质，CgA 存在于嗜铬细胞的酸性可溶蛋白里，有学者研究认为 CgA 的表达与神经分泌颗粒多少有关，肾上腺髓质中的细胞可以着色，所以称嗜铬细胞，二价铬显示蓝色，三价铬显示绿色，六价铬显示黄色，重铬酸盐显示橙色，从以下这些标本瓶中的彩色溶液不难看出嗜铬细胞瘤唯一的特色，是历史悠久的嗜铬特征性（图 1-7 ～图 1-10）。

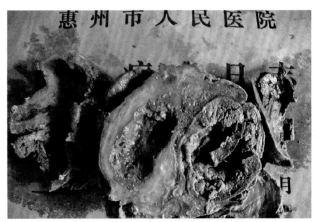

图1-6 肾上腺嗜铬细胞瘤

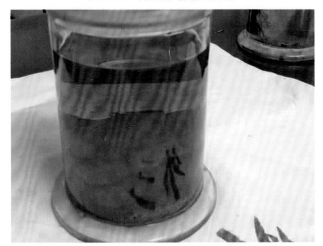

图1-7 肾上腺嗜铬细胞瘤特征性棕色

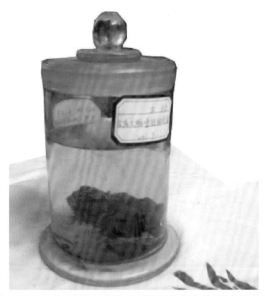

图1-8 多次稀释后肾上腺嗜铬细胞瘤液仍呈淡黄色

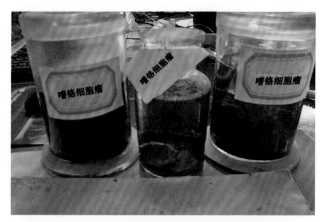

图 1-9　肾上腺嗜铬细胞瘤特征性彩色

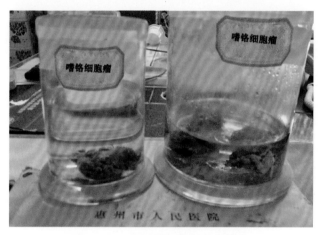

图 1-10　嗜铬细胞瘤特征性颜色

腔镜微创手术是 21 世纪外科学发展最快的学科之一，也是外科医生最欢迎的技术，其实泌尿外科在腔镜方面有较长的历史，Nitze（1848—1906）首先创造了膀胱镜，1976年 Fernstrom 和 Johannson 最先使用经皮肾镜技术，1983 年 Demetrius Bagleytx 使用输尿管镜治疗输尿管疾病，1980 年美国的 Nezhat 医生使用电视腹腔镜手术，20 世纪 80 年代后期德国的 Kurtsemm 发明了许多新的手术器械和技术，1988 年 Reich 做了第一例腹腔镜全子宫切除术。

改革开放以来我国微创腹腔镜手术广泛应用，肾上腺嗜铬细胞瘤不再开刀，三甲医院多采用微创腹腔镜手术。

腹腔镜手术即在患者上腹部建立 3 个工作通道，做 3 个 1cm 小切口，各插入 Trocar工作通道，一切操作在这 3 个通道中进行。做肾上腺嗜铬细胞瘤切除，优点是创伤小，患者恢复快，能达到开放手术的效果（图 1-11）。

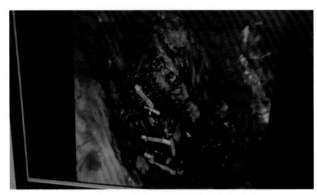

图 1-11　腹腔镜肾上腺嗜铬细胞瘤切除术

第二节　肾上腺巨大囊性静止型嗜铬细胞瘤

肾上腺巨大囊性嗜铬细胞瘤（giant cystic pheochromocytoma of adrenal gland）是一种极其少见的肾上腺髓质肿瘤，肾上腺巨大囊性静止型嗜铬细胞瘤更为罕见，无典型的临床症状，极容易误诊。嗜铬细胞瘤绝大多数是实性肿瘤，囊性极少见，形成囊性变的原因可能是肿瘤中心高压区的血管容易阻塞、梗死、缺血和变性坏死，组织液化。沈志远等（2018）报道 5 例肾上腺囊性嗜铬细胞瘤分析，以及文献复习里做了详尽阐述，Bush等（1985）认为当嗜铬细胞瘤生长速度太快、血液供应跟不上时，肿瘤中心区发生退变和坏死，变成很像是良性肾上腺囊肿。Ito 等（1996）报道嗜铬细胞瘤大小 ＞ 6cm 时有 50% 呈囊性改变，20% 呈高度囊性变。还有学者认为嗜铬细胞瘤血管比较丰富，肿瘤细胞易出现变性坏死，所以容易形成囊性。晏继银也体会到囊肿内有较多液体，体积变大呈高压状态，包膜表面张力高，包膜有一定的韧性，实性嗜铬细胞瘤变成囊性后，胞瘤的内分泌功能大幅度减少，儿茶酚胺类血管活性物质浓度相对有所下降，临床上出现少有典型的高血压综合征的表现，虽然肿瘤中心高压区的血管发生阻塞、梗死、缺血和变性坏死，但囊性变包膜下嗜铬组织还有一定厚度和内分泌功能，当瘤体受到外部作用力挤压时，血压同样会飙升。

典型病例：女，45 岁，农民。主诉：左侧上腹部间隙性隐痛半年，加重 6d。既往无高血压史，追问病史，近 4 年左腰隐痛伴后脑勺轻度疼痛，一直没有在意。体检：一般情况好，血压（124 ～ 135）/（86 ～ 94）mmHg，心率 84 ～ 89 次 /min。上腹部没有触及包块，肾区无叩击痛。实验室检查：左侧上腹部彩色 B 超和 CT 平扫 + 增强，误诊为胰腺尾部囊肿，收入腹部外科住院手术治疗。

治疗：腹部开放手术，普外医生手术分离挤压肿瘤时血压突然飙升至（210 ～ 240）/（120 ～ 130）mmHg，停止手术操作后血压回复至 130/86 mmHg，面对突然出现的重度高血压，考虑该肿物为肾上腺嗜铬细胞瘤，手术台上急请晏继银医师帮助手术，探查：左侧肾脏上方肿瘤呈卵圆形，如同 CT 片显示，肾上腺肿瘤约 12.0cm×12.0cm×12.0cm（图 1-12）。

在直视下锐性分离和 / 或高频电刀游离肿瘤，全过程中血压平稳，由于肿瘤太大，为了方便分离肿瘤，切开包膜，高压喷出棕黄色溶液 150 ~ 180ml，张力较大的肿瘤排放液体减压后形似"泄气的皮球"（图 1-13）。

囊性嗜铬细胞瘤浸泡在无色透明的甲醛溶液里显示棕色（图 1-14）。

病理报告：符合肾上腺髓质嗜铬细胞瘤囊性变。免疫组化：CD15（+），CgA（+），EMA（-），NSE（+），S-100（支持细胞 +），Syn（+），Ki-67（< 1% +）（图 1-15）。

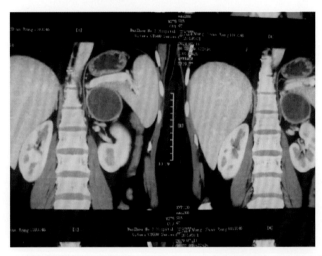

图 1-12　CT 增强显示左侧肾上腺较大低密度囊性卵圆形肿物边缘强化

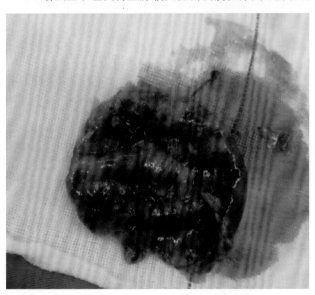

图 1-13　囊性肿物放出液体减压后形似"泄气的皮球"，囊壁较厚，可见少许黄色肾上腺组织

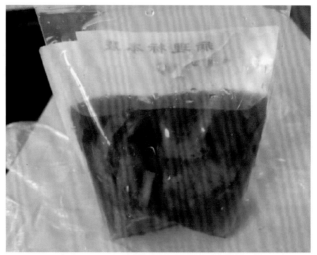

图 1-14　囊性嗜铬细胞瘤浸泡在无色透明的甲醛溶液里显示棕色

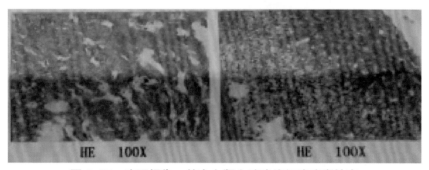

图 1-15　病理报告：符合左肾上腺嗜铬细胞瘤囊性变

第三节　肾上腺髓样脂肪瘤

肾上腺髓样脂肪瘤（adreralmyclolipoma，All）又称髓样瘤，是一种极其罕见的良性肾上腺肿瘤，多为体检 B 超偶尔发现，很少有临床症状，极少癌变，较小的髓样瘤一般无须治疗，如果髓样瘤瘤体较大合并糖尿病、Cushing 综合征，手术切除是唯一的治疗方法。

典型病例：男，51 岁，体检时 B 超意外发现左侧肾上腺占位性病变。

治疗：腹腔镜手术取出包膜完整的黄色良性肿瘤。

病理诊断：肾上腺髓样脂肪瘤。

病理特点：肿瘤包膜完整，切面为淡黄色或黄褐色，质软。要与肾错构瘤和原发性醛固酮增多症相鉴别。

本例髓样脂肪瘤为良性，手术切除预后良好（图 1-16）。

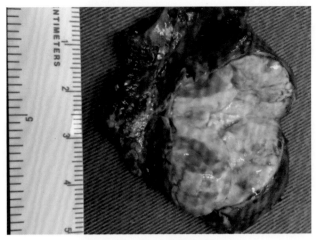

图 1-16　肾上腺髓样脂肪瘤

第四节　肾上腺嗜酸细胞瘤

肾上腺嗜酸细胞瘤（adrenocrtical oncocytoma）为临床罕见的肿瘤，一般为良性非分泌型肿瘤，但也可伴激素异常分泌，部分有恶变倾向，常于体检时偶然发现，手术切除后无须放疗、化疗。

典型病例：女，40 岁，无临床症状，健康体检 B 超偶然发现左上腹巨大肿块。

治疗：主要以手术切除为主。预后较好。

气管插管全麻手术，手术过程中血压曾经一过性升高至 200/100mmHg，切除的肿瘤标本大小为 30.0cm × 30.0cm × 28.0cm 巨大圆形的肿瘤，表面光滑有包膜。

病理诊断：左侧肾上腺巨大嗜酸细胞瘤（图 1-17）。

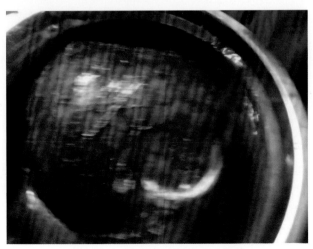

图 1-17　肾上腺巨大嗜酸细胞瘤

第五节　肾上腺皮质癌

肾上腺皮质的恶性肿瘤多为肾上腺皮质癌（adrenocortical carcinoma），多见于儿童，成年人很少见，女性多于男性，常表现为功能性肿瘤，肾上腺皮质癌对化疗不敏感，需根治性手术切除，必要时可做放疗。

例1：女，35岁，主诉头痛、心悸、焦虑、月经不调、左侧腰痛10个月，表现为柯兴氏（Cushing）综合征，尿液中去甲肾上腺素升高，开放手术切除左侧巨大肾上腺肿瘤。随访1年，效果良好。

病理报告：符合肾上腺皮质癌并微淋巴结转移，合并嗜铬细胞瘤。

此患者以肾上腺皮质醇症为首发综合征，同时合并皮质癌，又同时合并肾上腺髓质嗜铬细胞瘤，这种"三合一"的肾上腺综合征实属罕见（图1-18）。

（摘自：Bagchi PK，Bora SJ，Barua SK，et al. Giant adrenal tumor presenting as Cushing's syndrome and pheochromocytoma：A case report[J]. Asian Journal of Urology，2015，2：182-184）

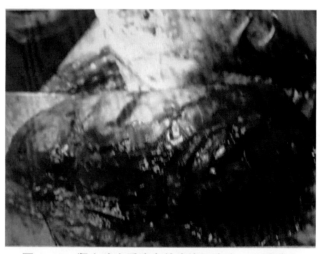

图1-18　肾上腺皮质癌合并嗜铬细胞瘤、皮质醇症

例2：女，28岁，未婚，近6个月来身形逐渐肥胖，以头面、颈、躯干为甚，体重由原来的49kg增加到67.5kg，血压升高到150/100mmHg，头痛头晕，心慌乏力，情绪易激动，尿量增加，体貌呈"满月脸""水牛背""罗汉腹"，不匀称性的向心性肥胖，1980年以Cushing征收入湖北医学院附属第二医院治疗（笔者是管床住院医师）。治疗：手术经左侧腰部12肋斜切口，探查肿瘤10.0cm×8.0cm×8.0cm大小，顺利切除肿瘤。

病理诊断：符合左侧肾上腺皮质增生合并皮质癌。这种"二合一"的病例临床罕见（图1-19）。

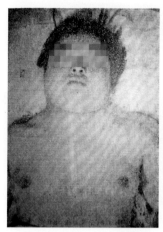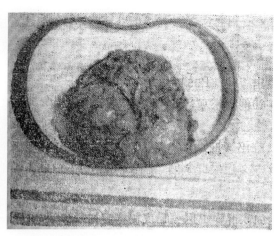

图 1-19　肾上腺皮质增生合并皮质癌

手术后 3 个月随访时的相片，Cushing 征肥胖体征消失，患者体形恢复常态，能做正常室内工作（图 1-20）。

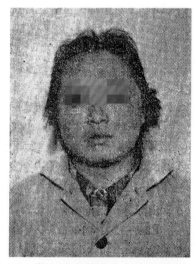

图 1-20　肾上腺皮质增生合并皮质癌手术后

第六节　肾上腺皮质醇增多症

典型病例：女，肾上腺皮质醇增多症（adrenal cortical alcohol），手术前患者肥胖呈现"满月脸""水牛背""罗汉腹"。手术切除肾上腺皮质增生病灶后，Cushing 综合征的"满月脸""水牛背""罗汉腹"向心性肥胖消失，患者体型恢复常态（图 1-21）。

（摘自：施锡恩，吴阶平 . 泌尿外科学 [M]. 北京：人民卫生出版社，1978.）

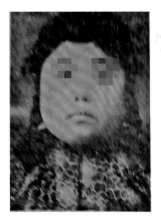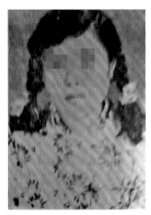

图 1-21 肾上腺皮质醇增多症手术前后

第七节 肾上腺皮质腺瘤

肾上腺皮质腺瘤（adrenal cortical adenoma）90% 为单发，大多数位于左侧，双侧极少见，瘤体也不大，多在 1.0cm 大小，2/3 的病例的直径为 0.8 ~ 1.6cm，有包膜，呈黄色，女性多于男性，表现为中度高血压，用一般降血压药效果差，身体长期大量丢失钾离子，常常有软瘫病象。

肾上腺皮质腺瘤是肾上腺皮质生长的良性肿瘤，分有内分泌功能和无内分泌功能两种，临床上所见的大多数皮质腺瘤无内分泌功能，极少病例是有功能的皮质腺瘤，会出现中度高血压，它可能引起醛固酮增多症或 Cushing 综合征。

例 1：女，45 岁，左侧肾上腺皮质腺瘤（adrenal cortical adenoma），肿瘤体积小，中度高血压，高血钠、严重的低血钾、缺钾，四肢乏力，软瘫，不能行走，卧床 1 年余，每天尿量 4 000ml。本病例有内分泌功能，所以临床表现为轻度或中度高血压（图 1-22A）。

肾上腺皮质腺瘤临床常见，肾上腺的生理功能和病理生理十分复杂，肾上腺皮质腺瘤的生化检验也相当烦琐，包括血浆肾上腺素、去甲肾上腺素、血浆醛固酮、血浆皮质醇、尿液游离皮质醇、尿 - 羟皮质类固醇、尿 - 酮类固醇、血浆促肾上腺皮质激素，为了鉴别肾上腺皮质腺瘤是否有内分泌的功能，可做肾上腺激发试验等。

有学者应用肾上腺微小静脉介入技术采血，分别检验两侧肾上腺静脉血醛固酮和皮质醇含量，可获得具有重要诊断意义的阳性结果。

例 2：女，34 岁，肾上腺皮质腺瘤，血压轻、中度升高，肿瘤体积小，不易查出，伴有全身无力，轻度低钾。

治疗：原发性肾上腺皮质腺瘤也要做围手术期准备，口服或静脉补钾，手术风险小、效果好（图 1-22B）。

例 3：女，48 岁，患者表现为尿量增多和轻度到中度高血压，没有低血钾临床表现，无全身乏力、四肢无力的软瘫表现。

检查：影像学方面，彩色 B 超可作为肾上腺疾病的筛查，CT 增强作为首选，MRI 增强是最为有意义的检查项目。

治疗：开放手术切除腺瘤后全身症状好转。随访：恢复教师工作（图 1-22C）。

肾上腺皮质腺瘤的治疗：本病主要靠外科手术切除，有两种手术方法。

1. 传统的开放手术：侧卧位，腹膜外入路，经十二肋或第十二肋缘下侧腰腹斜切口，进入后腹膜腔，分离肾周脂肪囊，将肾脏向下牵拉，在肾上极肾上腺组织区域中钝性和 / 或锐性分离出肾上腺瘤，保留正常的黄色肾上腺组织。

2. 腹腔镜微创手术：平卧位，做好人工气腹后，在上腹部置妥 3 个工作通道，分离显露术野，上游离至膈下，在肾上极肾上腺组织区域剜出腺瘤肿块，达到开放手术效果，手术快捷，损伤小，肾上腺肿瘤的大小与症状成正比，肿瘤越大，患者症状越重，时间越长，长期高血压对肾脏的损害就越严重，治疗的同时要保护肾功能。

例 4：女，65 岁，轻度高血压、低血钾等临床表现，B 超和 CT 先后报告左侧肾上腺肿瘤。腹腔镜手术切除（图 1-22D）。

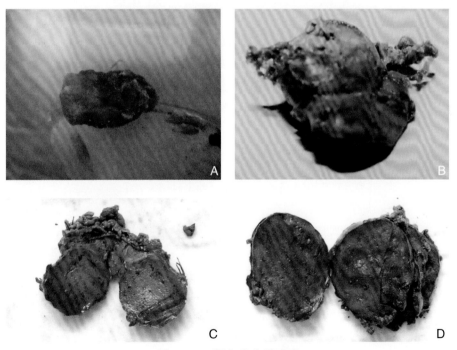

图 1-22　肾上腺皮质腺瘤

例 5：男，78 岁，因"下肢麻木伴头晕 2 月"入院。既往史：高血压病史 15 年，最高达 190/90mmHg。

1个月前因双下肢麻木、头晕来医院神经内科就诊，发现垂体微腺瘤，转内分泌科就诊后考虑原醛，改口服特拉唑嗪及盐酸地尔硫草缓释胶囊控制血压。MRI 示：垂体微腺瘤。CT 示：双侧肾上腺皮质增生。

严重低血钾症转到内分泌科后考虑肾上腺皮质增生，又转武汉大学中南医院泌尿外科做经皮介入。两侧肾上腺静脉采血化验醛固酮含量：右侧醛固酮 1 016.40pg/ml，左侧醛固酮 211.80pg/ml，右侧皮质醇 15.36μg/dl，左侧皮质醇 11.31μg/dl，醛固酮比值 66.17 ：20.54。结果提示：右侧优势，右侧肾上腺静脉血醛固酮浓度高于左侧肾上腺静脉血醛固酮浓度 3 倍。

治疗：腹腔镜微创手术切除右侧肾上腺，术后患者低血钾、双下肢麻木伴头晕好转，血钾浓度恢复到正常值，血压仅用小剂量的硝苯地平控释片即可控制在 130/80mmHg 以下。病理诊断：右侧肾上腺皮质增生（图 1-23）。

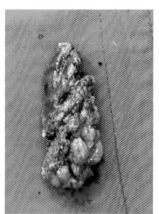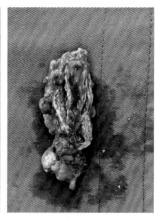

图 1-23　原发性醛固酮增多症

第八节　肾上腺转移癌

肾上腺转移癌（adrenal metastatic carcinoma）较为少见，在癌瘤的血行转移途径中，转移癌大多来源于肾癌、肺癌、乳癌、胃癌、前列腺癌、肝癌、结肠癌和胰腺癌。在这些原发恶性肿瘤的患者中，如果被检查出肾上腺肿块，应首先考虑是否为肾上腺转移癌病变。

典型病例，男，70 岁，无任何临床症状，8 年前做过降结肠腺癌半结肠切除术，近日体检 B 超发现左侧肾上腺肿瘤病灶。CT：进一步检查也同样报告左侧肾上腺肿瘤。

治疗：采取腹腔镜左侧肾上腺肿瘤切除术。

术后病理报告：结肠腺癌转移到左侧肾上腺。

此次住院时未做纤维结肠镜检查，虽然没有结肠病变的临床症状，也应该嘱患者做结肠镜检复查。

CT 扫描后的第一时间考虑肾上腺转移癌，手术后病理学得到了证实（图 1-24）。

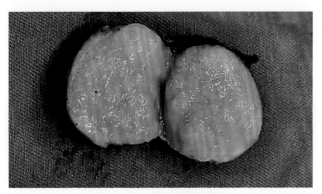

图 1-24　肾上腺转移癌

第二章
腹膜后肿瘤

第一节　腹膜后恶性肿瘤

腹膜后恶性肿瘤（malignant retroperitoneal tumor）主要来自腹膜后间隙的脂肪、疏松结缔组织、肌肉、筋膜、血管、神经、淋巴组织等，并不包括肾、胰、肾上腺及输尿管等的肿瘤。

典型病例：男，84 岁，左侧腰隐痛不适 1 ~ 2 年，无血尿和其他症状。B 超检查发现左侧肾脏下极腹膜后有一个较大实体性肿块，界线不清。

治疗：拟肿瘤切除术，探查发现肿瘤太大，没有包膜，手术很难根治性切除，因为肿瘤稍动一下就渗血不止，止血困难，手术风险性很大，主刀医生不敢贸然分离肿瘤，和患者家属交流、介绍病情，鉴于患者年事已高，统一认知后做了"开关"手术，依层缝合切口，安全返回病房。

手术台上快速冰冻病理切片，报告：疑似腹膜后恶性肿瘤，建议做常规送检切片。

此病例做了"开关"手术的教训：术前评估认识不足，手术预案不充分，所以未能切除肿瘤（图 2-1）。

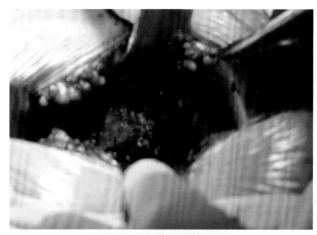

图 2-1　腹膜后恶性肿瘤

第二节　腹膜后巨大良性肿瘤

典型案例： 男，66岁，左侧精索静脉曲张7～8年，无腰腹疼痛和任何不适。

检查： 去医院做彩色B超，探查到左上腹膜后巨大良性肿块，无压痛，左肾静脉受压引起左侧精索静脉回流障碍，左侧精索静脉重度曲张。

治疗： 未接受肿瘤穿刺活检和手术治疗。

肿块似乎未进行性增大，处于静止状态，可能是腹膜后脂肪肿瘤，如果是恶性脂肪肉瘤，不会生存7～8年，所以考虑是良性肿瘤，笔者动员患者做肿瘤切除手术（图2-2），或者做活检确认是什么性质的肿瘤，被患者拒绝。

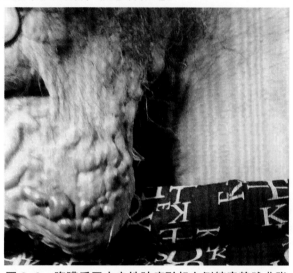

图2-2　腹膜后巨大良性肿瘤引起左侧精索静脉曲张

第三节　腹膜后去分化脂肪肉瘤

脂肪肉瘤是成人最常见的软组织肿瘤之一，占软组织肉瘤的9.8%～16%，全身各部位都可发生，但主要见于腹膜后和四肢。

去分化脂肪肉瘤相对于高分化而言属于高度恶性脂肪瘤，腹膜后多为脂肪瘤或脂肪肉瘤，去分化脂肪肉瘤是指分化好的脂肪肉瘤中，出现高度恶性非脂肪源性的梭形细胞肉瘤，去分化脂肪肉瘤恶性程度较高，对放疗、化疗不敏感，预后不良。

典型案例： 女，65岁，感觉右上腹胀痛1～2月余，B超、CT：腹膜后巨大肿瘤。

治疗： 在全麻下行开放手术切除肿瘤，离体标本重量5.5kg。

病理组织学诊断：符合右侧腹膜后巨大去分化脂肪肉瘤（图2-3）。

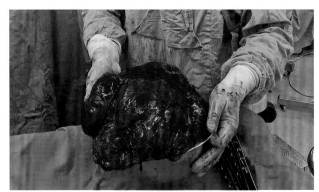

图2-3　腹膜后巨大去分化脂肪肉瘤

第四节　腹主动脉旁嗜铬细胞瘤

腹主动脉旁嗜铬细胞瘤（ectopic para-aorti pheochromocytoma）较为罕见，笔者30多年前仅见这1例，以后再也未见，现报告如下。

典型案例：男，49岁，主诉：每次上厕所蹲位大便时头痛、头晕、心悸、出大汗、双手颤抖。病史1年，症状越来越重，阵发性高血压伴腹痛，血压240/140mmHg，1978年9月来湖北医学院附属第二医院门诊就医，被诊断为腹主动脉左旁嗜铬细胞瘤，立刻收外三区住院治疗（笔者当时是管床住院医师）。经过10天术前准备，其中包括绝对卧床大小便，因为蹲厕所时腹部瘤体受挤压而释放大量儿茶酚胺（去甲肾上腺素、肾上腺素、多巴胺）引起血压急剧升高，口服麻仁丸防止便秘。

治疗：在气管插管全麻下经左腹直肌旁探查直切口，可见腹主动脉左旁一个实体性肿瘤，约3.0cm×2.5cm×2.5cm大小，分离挤压肿瘤时血压急剧升高，成功摘除腹主动脉左旁实体性肿瘤，术后血压恢复正常（图2-4）。

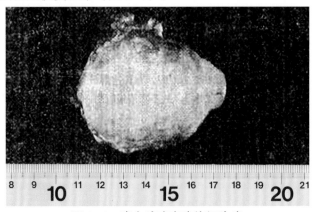

图2-4　腹主动脉旁嗜铬细胞瘤

第五节 膀胱颈部嗜铬细胞瘤

膀胱嗜铬细胞瘤（pheochromocytoma of bladder）较为罕见，是膀胱非上皮功能性肿瘤，胚胎期遗留膀胱壁的嗜铬细胞，肿瘤起源于膀胱壁的副交感神经节，在膀胱逼尿肌收缩时，肿瘤受到挤压，出现血压飙升。

典型案例： 男，38 岁，每当排尿时头痛、头晕、心悸，脉搏加快，大汗淋漓，全身无力。病史 4 ~ 5 年且逐渐加重，去过广州几家大医院看过无果，做过膀胱 B 超和膀胱 CT 均未发现异常，用去 10 多万元，甚至被医生认为是神经官能症，患者特地来看笔者专家门诊，立即陪患者上厕所观察排尿情况，当排尿终末时，患者面色苍白，头痛、头晕，大汗淋漓，测血压 180/120mmg，心率 116 次 /min，嘱患者卧床休息，片刻后上述症状好转如常，拟定膀胱嗜铬细胞瘤收住院进一步检查，患者每次排尿出现上述症状和血压升高，膀胱镜检查发现耻骨后膀胱颈前壁黏膜下有隐隐约约的小肿块，再次做排尿试验，拔出膀胱镜让患者排尿时，又出现上述症状。CT 平扫未见肿物，指导彩超医生做 B 超，用不同方位观察膀胱颈部，隐约可见膀胱颈部肿块。

治疗： 手术探查见耻骨联合下后方膀胱颈前壁黏膜下有约 3.0cm×6.0cm 肿瘤，手指探压肿块时血压骤升，嗜铬细胞瘤无疑，肿瘤位于膀胱颈部，位置太深，手术野狭小，很难直视操作，只能用示指抠出肿瘤，输血 400ml，手术后血压平稳，头痛、大汗、心动过速嗜铬细胞瘤三联征消失。病理报告：符合膀胱颈部嗜铬细胞瘤（图 2-5）。

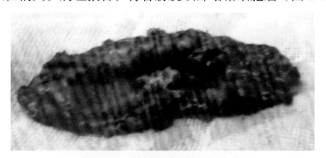

图 2-5 膀胱颈部嗜铬细胞瘤

第六节 肾巨大错构瘤

错构瘤（hamartoma）是 Albrech 1904 年首次提出，大多数学者认为错构瘤不是真正意义上的肿瘤，仅是器官内部正常组织的错误排列与组合，肿瘤里含有血管、平滑肌、脂肪组织，所以又称血管平滑肌脂肪瘤，它只是一种良性肿块而已，极少恶变。

对于无手术适应证的肾巨大错构瘤或晚期肾癌患者，可以口服依维莫司片（everolimu）10mg，每日1次。笔者给予1例老年女性患者服用依维莫司片两个月，肿瘤明显缩小。

典型案例：女，60岁，右侧腰酸痛5个月，无血尿。

B超：右侧肾脏形态欠整，边界不清晰，腹膜后巨大肿瘤，34.0cm×31.0cm×20.0cm大小，左侧肾脏也有23.0cm×18.0cm大小的错构瘤。

诊断：双肾巨大错构瘤。

手术所见：手术切除右肾巨大血管平滑肌脂肪瘤（错构瘤）。

病理诊断：右侧巨大肾血管平滑肌脂肪瘤（肾错构瘤）（图2-6）。

肾错构瘤临床较多见，像本病例这么巨大的双肾错构瘤很少见，较大的错构瘤并发血尿或腰痛的应该手术切除，较小的错构瘤无压迫症状的则不必手术治疗，定期B超复查。

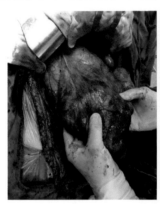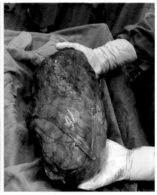

图2-6 肾巨大错构瘤

第七节 多器官多发性错构瘤

肾错构瘤（kidney hamartoma）又称肾血管平滑肌脂肪瘤，是异常增生的血管、平滑肌及脂肪组织按不同的比例构成，为良性肿瘤，不会癌变。小于4.0cm大小的错构瘤无症状、无血尿不必手术治疗，但要定期检查。当错构瘤过大产生压迫症状，如疼痛或血尿时，应该手术治疗。术后不需要放疗、化疗。

典型案例：女，66岁，无任何诱因感觉右腰腹胀痛两天，加重2h入院，B超诊断右肾错构瘤自发性破裂大出血，同时查出左肾下极13.0cm×10.0cm错构瘤，右肺1.5cm×1.5cm错构瘤，子宫4.5cm×4.5cm错构瘤，左手上臂部2.5cm×2.5cm错构瘤，全身共有5处大小不等的错构瘤，较为罕见，肾错构瘤破裂大出血休克更是少见的，腹膜后和腹腔大量液体，出血性休克，血压100/60mmHg，心率134次/min，腹胀、腹痛。叩诊腹腔有移动性浊音，腹腔穿刺有不凝固血淤。

治疗：急诊手术探查，手术中右侧腹膜后腔约 1 000ml 血肿，腹腔约 900ml 鲜红色血液伴血块，血压 90/60mmHg，心率 138 次 /min，呼吸 29 次 /min，血红蛋白 90g/L，抢救和手术止血，切除右肾，补胶体、晶体液 3 000ml，输血 1 000ml，血压 100/60mmHg，安全返回病房。

病理诊断：符合右肾错构瘤并大出血（图 2-7）。

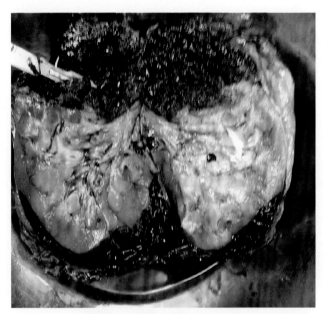

图 2-7　肾错构瘤破裂大出血

第八节　肾错构瘤伴发肺淋巴管平滑肌瘤

肾错构瘤伴发肺淋巴管平滑肌瘤（lymphancioleimyomatots combined with renal angiomyolipoma，LMA）是一种罕见病，较早准确提出肿瘤定义的是 Laipply 和 Shrrick（1958），后来 Cornog 和 Enterline（1966）又以淋巴管肌瘤病一词，总结了以前不同名词报告的相似病例，现在认为这种病属于肺平滑肌病变，以肺部、淋巴系统的平滑肌结节性和弥漫性增生为主要特征。

LMA 是一种病因不明的疾病，可能与基因突变有关，特点是平滑肌异常增生导致支气管、淋巴管和小血管阻塞，进行性蔓延到全身，肺部最先出现病变，常表现为弥漫性间质性肺部疾病，所以称为肺淋巴管平滑肌瘤症，主要特征是育龄女性开始发病，绝经期女性病情加重、呼吸困难、自发性气胸、乳糜胸，等等。

近年来国内有关 LMA 的报道越来越多，白松和吴斌（2016）报道 21 例 LMA，文献还有不少散在报道。

LMA 的诊断：门诊遇到育龄期女性肾错构瘤的患者，尤其是双肾多发性错构瘤的病例，应该进行胸部 CT 检查，明确了解有无 LMA，肾错构瘤是 LMA 的重要肺外表现之一。

治疗原则：目前 LMA 以保守治疗和对症治疗为主，对于巨大的肾错构瘤有压迫症状者，为预防出血，还是可以切除病肾或肾部分（错构瘤）切除术，肺部 LMA 和 / 或气胸的肺大泡可按具体情况择期胸腔镜手术。

典型病例：女，31 岁，2012 年因左侧腰部隐痛或钝痛做 B 超，提示左侧肾脏巨大错构瘤，右侧肾脏正常无肿瘤，做了左肾切除手术。病理学报告：左肾血管平滑肌脂肪瘤（错构瘤）。

术后两年间一直有间歇性感冒发烧，体温 38.5℃左右，胸痛加重，呼吸困难，被收住院诊治，应用抗生素、输氧等对症治疗，胸痛加重，发热、咳嗽，呼吸困难又加重，于 2017 年 11 月 24 日再次住院，诊断为右侧多发性肺大泡，做胸腔镜肺大泡切除术。

病理学诊断：（右肺）结合临床，病变符合肺淋巴管平滑肌瘤病伴囊性变及肺大泡形成。免疫组化结果：Vimentin（＋），Desmin（＋），HMB-45（＋），SMA（＋），CD10（－），ER（50%＋），PR（30%＋）（图 2-8）。

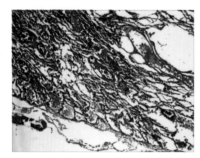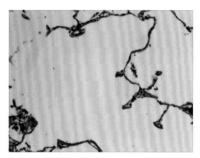

图 2-8　肾错构瘤伴发肺淋巴管平滑肌瘤

第九节　结节性硬化症相关肾血管平滑肌脂肪瘤

结节性硬化症（tuberous sclerosis complex，TSC）相关肾血管平滑肌脂肪瘤（renal angiomyolipoma，RAML），病因不明，可能是基因突变引起的常染色体显性遗传性疾病。由于对此病的认知不断提高，所以近年来的病例报道越来越多，患者的临床表现也多样化，容易漏诊和误诊。

典型病例：女，55 岁，主诉：左侧腰隐痛，轻度咳嗽和呼吸气紧 4 年，加重 6 个月。口服 mTOR 抑制剂依维莫司片 4 个月，胃部副反应大，且疗效欠佳。

患者左上臂有一个平滑肌脂肪瘤，右肾、子宫血管平滑肌脂肪瘤。胸部 CT：两肺部多发性结节性病灶，显示双肺马赛克灌注征（mosaic perfusion），即双肺下叶空气潴留，不能排除 TSC 和相关性肾血管平滑肌脂肪瘤（RAML），可惜未做基因诊断。

治疗：保留肾脏，采用腹腔镜左肾肿瘤剜出术，手术过程中，可能是吃了依维莫司的原因，肿瘤周围组织坏死粘连较厉害，增大了手术的难度。

病理学和免疫组化诊断符合结节性硬化症左肾血管平滑肌脂肪瘤（图 2-9）。

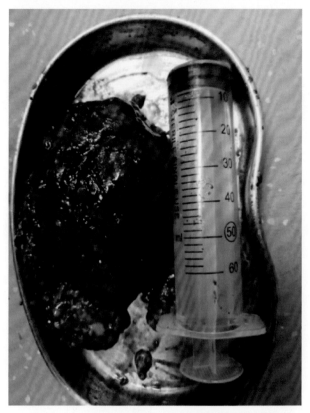

图 2-9　TSC 和相关性左肾血管平滑肌脂肪瘤

第三章
泌尿系统结石

第一节　肾、肾盂结石

肾结石（kidney stone，renal calculus/stone）病因尚未十分明了，多与水源、水质、水的硬度及人体内在因素密切相关，异物、梗阻、感染、新陈代谢紊乱等原因引起尿液的理化性质改变，胶体、晶体平衡失调。当饮水量减少，尿液高度浓缩，尿液中的晶体成分（草酸盐、草酸钙、磷酸盐、尿酸盐等）过度饱和，这种饱和性晶体与不稳定的胶体沉淀物相互析出，成为结石的核心，慢慢变为小结石，然后就像"滚雪球"越滚越大，形成大结石（图 3-1）。

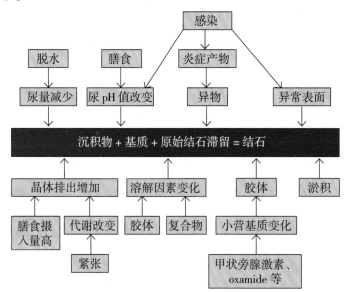

图 3-1　结石形成机制归纳记忆图

鹿角形肾结石（polygonal kidney stones）临床非常多见，如果并发疼痛、血尿、感染，必须手术治疗。

医生不能只满足于单纯手术取石，对每个肾脏的结石应该要了解一下是否是肾脏机械性梗阻原因引起的鹿角形肾结石。

我们手术中经常见到比较严重的肾内形肾盂，肾内形肾盂再加上肾旋转不良，或者肾后唇肥大，恰好压迫肾盂，使肾盂出口梗阻。笔者采取楔形切除肾门后唇的肾窦内肾盂切开取石方法，楔形切除肾门后唇，扩大了肾门出口，既能顺利取出较大的肾结石，又可预防结石复发。采用这种手术方法，较大的鹿角形肾结石容易取出，扩大了肾门出口，有利于结石排出，又可预防结石复发和停滞在肾盂内，细小结石容易随肾盂的尿液排出（图3-2）。

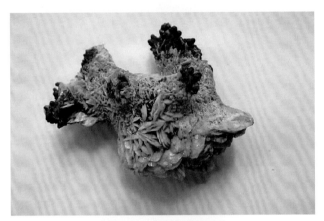

图 3-2 多角形肾结石

开放手术取石术中经常发现是肾内形肾盂，肾盂出口太狭小，而且肾脏转位不全，肾脏被"扭转"，肾门肾盂出口排尿不顺畅，机械性梗阻是结石形成的原因，如果未能解除梗阻，取石手术之后，很可能还会继续产生结石，肾结石形成的原因很复杂，这当然只是重要原因之一（图3-3）。

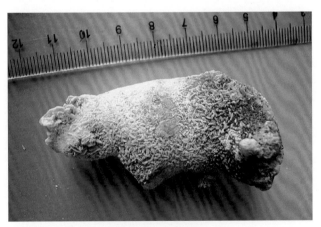

图 3-3 肾结石

开放手术探查可见肾盂与输尿管连接处狭窄（UPJ），肾盂尿液排空受阻，虽然不是特别严重的狭窄，但比起正常形态的肾盂来说，还是有明显的狭窄，狭窄可以引起肾盂的尿液排出受阻，长期梗阻容易形成肾结石（图3-4）。

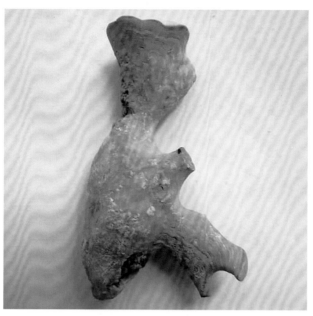

图 3-4　肾外型肾盂结石

手术探查可见本病例肾结石是因为严重的肾门出口狭窄和梗阻引发，采取楔形切除肾门后唇的肾窦内肾盂切开取石术，切除肾门后唇，扩大出口口径，预防结石（图 3-5）。

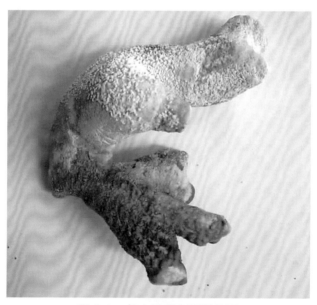

图 3-5　较大的鹿角形肾结石

肾内型肾盂加上输尿管上段狭窄，以输尿管狭窄为显著，长期输尿管上段排空受阻，形成结石，肾盂、输尿管上段连为一体的奇特结石，并发重度肾积水。

治疗：开放手术，取这个整体结石完整标本很艰难，取完结石之后，在肾结石未并发感染的情况下做输尿管上段狭窄整形，术后 9d 做排泄性静脉肾盂造影（IVP）显示原输尿管狭窄处较术前改善，肾盂显影和排泄良好。这个形状的结石少见（图3-6）。

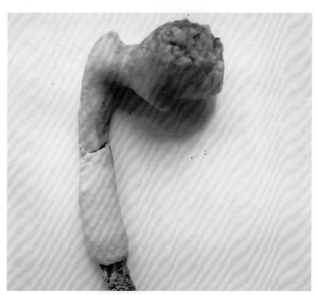

图3-6　肾盂输尿管上段连体结石

在肾内形肾盂的基础上，肾脏肾盂和各大小盏长满灰白色结石，中至重度肾积水，还好没有合并感染。

治疗：开放手术，扩大的肾窦内肾盂切开取石，肾盂肾盏位置很深，每个大小盏都被结石占据，手术过程中发现肾脏先天性转位不全，加上肾内型肾盂，分3块取出结石，术后IVP显示肾功能正常（图3-7）。

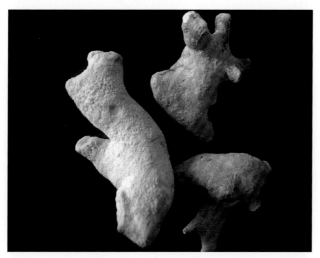

图3-7　多角形肾结石是经过长时期在肾盂肾盏内塑形而成

肾结石治疗：开放手术取石，多角形肾结石酷似古树根，像这样的结石很难从单纯的肾盂途径取出，必须要楔形切除肾后唇，从扩大的肾窦内肾盂切开取石，否则会撕脱肾盂，手术中撕脱肾盂的事例时有发生，采用楔形切开肾门后唇，充分显露肾盂后壁，在宽大的手术野中能预防肾盂撕脱，轻松取出较大的肾结石（图3-8）。

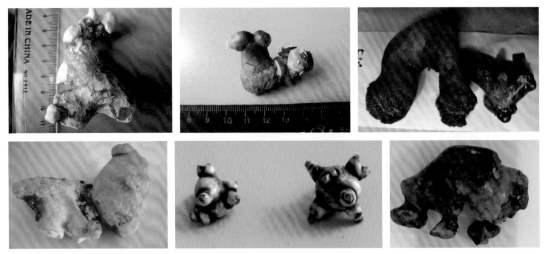

图 3-8　肾结石

肾脏多发性结石（kidney multiple stone），结石布满肾盂、肾大小盏，通过肾盂很难取干净这么多的肾结石。

手术方法：采取原位肾，低温条件下，行肾脏背侧（Brodel线）相对无血管区纵行切开5～6cm长，深达肾盏肾盂，取出全部细小结石，用4-0肠线缝合肾乳突处出血点和肾盂，2-0肠线"U"形缝合肾实质，放置肾造瘘管、肾盂造瘘管各一根。15d后静脉肾盂造影显示肾功能恢复正常，显影良好。

这些灰白色肾结石可能是含尿酸盐结石成分较多（图3-9）。

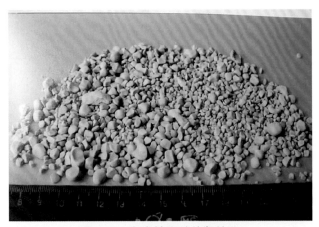

图 3-9　多发性尿酸盐肾结石

肾巨大珊瑚状肾脏结石（large coral kidney stones in the left kidney）目前仍然较为多见。

例1：女，48岁，左肾巨大珊瑚状肾脏结石，采取左侧肾脏原位低温下剖开肾脏取石，肾内型肾盂，从肾盂中不可能取出这么大的肾结石，笔者采用肾原位低温下，在Brodel线处纵行切开肾实质，像剖西瓜样切开肾实质和肾盏部，仔细分离嵌顿在肾脏各大盏、小盏部结石，完整取出结石标本，然后做肾盂肾盏成形。庆幸的是巨大肾结石术后，肾脏造影奇迹般显影正常，肾功能良好（图 3-10）。

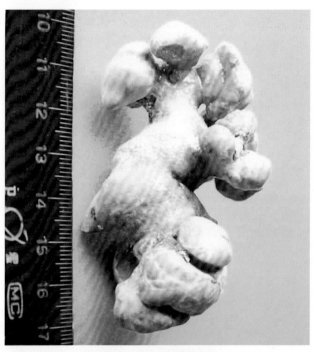

图 3-10　巨大珊瑚状肾结石

肾结石肾积水和合并感染，取出的肾结石标本用 3% 碘酊消毒过（图 3-11）。

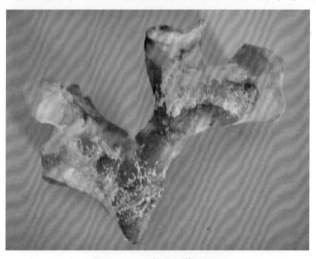

图 3-11　鹿角形肾结石

肾脏多发性草酸钙结石，细小结石 2 000 多颗粒（图 3-12）。临床中各类型结石如图 3-13、图 3-14 所示。

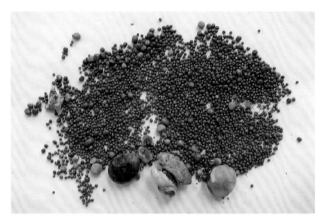

图 3-12　多发性草酸钙肾结石

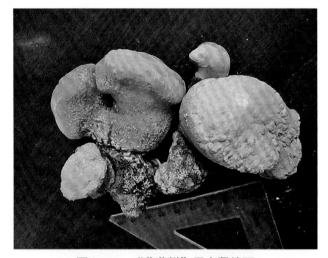

图 3-13　"草菇样"巨大肾结石

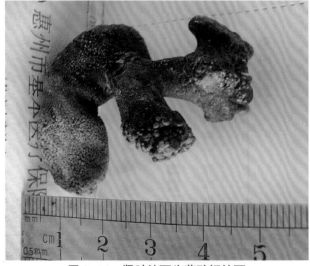

图 3-14　肾脏结石为草酸钙结石

肾内形肾盂较大的肾结石容易积水和合并感染（图 3-15）。

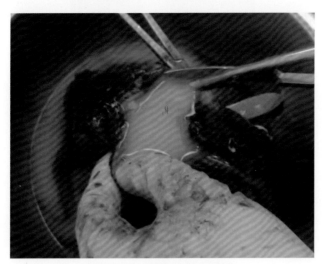

图 3-15　肾结石并发脓肾

开放手术，肾窦内肾盂切开取石。

手术中可见肾旋转不良，肾内型肾盂，肾盂排空不畅，积水并感染，称感染性肾结石，这种结石很软脆，容易破碎，手术尽可能取出完整标本。

例 2：男，31 岁，开放手术取出右肾盂巨大结石和多个肾盏结石（图 3-16）。

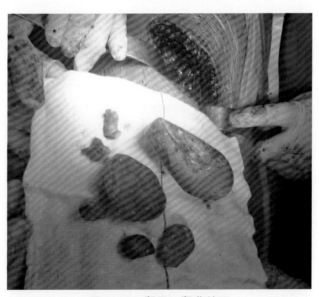

图 3-16　肾盂、肾盏结石

例 3：女，58 岁，腹部平片（KUB）：左肾右肾巨大珊瑚状结石，酷似 IVP，生化检验显示肾功能不全，血肌酐 800mmol/L，需做血液透析，即使手术取石后，肾功能也可能难以恢复。笔者希望做右肾切开取出结石，遂见难得的奇特珊瑚状结石标本（图 3-17）。

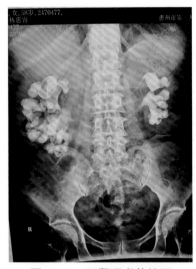

图 3-17　双肾珊瑚状结石

异位肾（ectopic kidney）的概念：异位肾是指发育正常的肾脏不在腹膜后肾窝位置，是先天性异常，大多数异位肾在盆腔，少数位于对侧，极少数存在于胸腔，往往伴有肾旋转不良及输尿管、血管反常，而输尿管末端开口恰好又在膀胱的正常位置，一侧异位肾，对侧肾脏位置大多是正常的，极少两侧肾脏异位。

异位肾的症状：常常有肾或输尿管绞痛，泌尿系统感染，腹部包块，肾积水或肾脏结石等表现，胸腔的异位肾多无症状。

本患者反复发作左侧肾绞痛，B 超：左侧肾异位，疑似肾下垂。CTU（CT 尿路造影）：左输尿管并不长，左肾异位，肾动脉起始于左髂总动脉处，异位肾临床比较少见（图 3-18）。

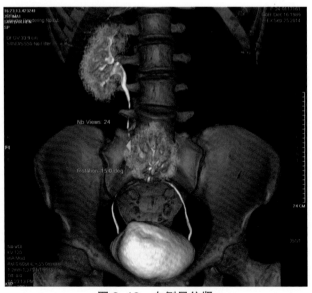

图 3-18　左侧异位肾

一侧异位肾脏，但无疼痛和不适的症状则不必治疗，应该不定期 B 超复查观察有无肾积水，如果有结石和经常血尿，以及并发感染，选择适当的方法治疗。

静脉肾盂造影（IVP）：左侧异位肾，异位肾并肾盂结石肾绞痛，起初患者去急诊科看急腹症（图 3-19）。

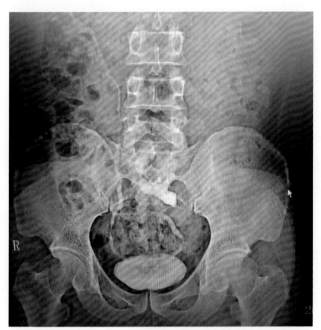

图 3-19　左侧异位肾并发结石

第二节　输尿管结石

输尿管结石（ureteral calculi）非常多见，绝大多数输尿管结石是从肾结石排下来的。

腹部平片（KUB）和静脉肾盂造影（IVP）是诊断输尿管上段结石重度肾积水的重要方法之一。

本病例输尿管上段结石做肾盂造影，左肾未显影，梗阻性肾后性肾功能受损害。

手术治疗：20 世纪 90 年代笔者采取俯卧位，经腰背部直切口取石，手术不切断腰腹肌肉，钝性分离腰部肌肉，肌间隙入路，手术快捷，术后患者无伤口疼痛，切口恢复快，第 2 天下床活动，第 3 天出院（图 3-20）。

马蹄肾（horseshoe kidney）是先天性肾畸形，马蹄肾指两侧肾的下极在脊柱、腹主动脉、腔静脉前相互融合在一起，形成"马蹄状"，两肾融合处称为峡部。大部分患者无症状，如果没有症状或仅有轻度症状的大多不必手术治疗，合并有结石和肾盂积水、尿路梗阻伴有严重肾绞痛、影响工作和生活时，需做"马蹄"峡部融合处游离松解切断，分别将两肾下极松解并固定在两侧腰大肌相应部位。

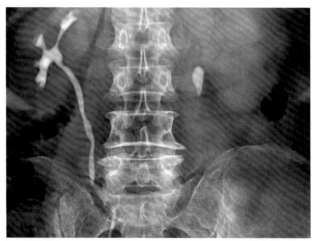

图 3-20　左侧输尿管上段结石重度肾积水

　　例 1：男，60 岁，右侧腰痛、肾绞痛 4d，加剧 1d。检查：B 超、CTU。诊断：先天性马蹄肾，右侧输尿管上段结石，轻度肾积水。治疗：开放手术，右侧输尿管上段切开取出结石（图 3-21）。

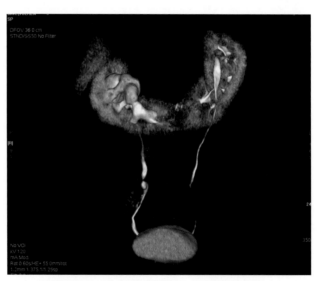

图 3-21　先天性马蹄肾、右输尿管结石

　　例 2：女，40 岁，右侧肾绞痛 1d 入院。B 超和 CTU（尿路造影 + 三维重建）诊断：右侧输尿管上段狭窄并发结石，右肾脏重度积水。

　　手术治疗：手术剪掉输尿管狭窄段，做输尿管端端吻合术，整形后放置肾造瘘外引流，或者置双"J"管内引流，对输尿管狭窄重度肾积水者，手术前后均可置双"J"管内引流 1 月余（图 3-22）。

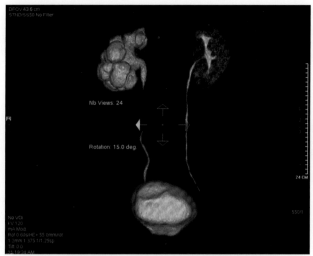

图 3-22　右侧输尿管上段结石

腔静脉后输尿管（retrocaval ureter），顾名思义就是输尿管位于下腔静脉的后面，是一种先天性发育异常。

输尿管位于腔静脉的后面，很容易被腔静脉压迫而发生梗阻，引起尿液排出不顺畅，甚至肾积水，腰部或腹部钝痛，或者绞痛，血尿，其中有些患者并发肾或输尿管结石。

腔静脉后输尿管的治疗：轻度疼痛和不适不需手术治疗，如果肾积水重，经常肾绞痛或合并结石时，可考虑外科手术治疗，把腔静脉后输尿管游离出来并切断，在腔静脉前做输尿管端端吻合，放置 7f 的双"J"支架管可以防止吻合口狭窄，5 周后拔掉双"J"支架管，定期 B 超复查，了解有无吻合口狭窄和肾积水。

例 3：女，24 岁，经常右侧腰痛，B 超：右侧输尿管小结石，CTU：先天性腔静脉后输尿管重度肾积水。

手术治疗：手术整形，把右侧输尿管移到腔静脉前。2 个月后拔去双"J"管，输尿管通畅，右侧肾积水明显改善（图 3-23）。

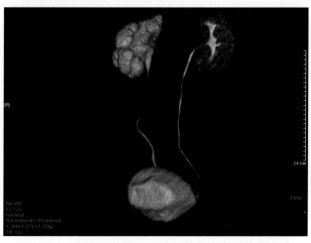

图 3-23　先天性腔静脉后输尿管并右肾重度肾积水

CTU 是近年广泛应用于临床的特殊检查，图片效果优于 IVP，但价格需 2 000 多元人民币。

例 4：反复左侧腰痛 7 月余。B 超：左侧输尿管上段狭窄并结石，重度肾积水。CTU 显示左侧输尿管上段狭窄并结石，重度肾积水。

手术治疗：术中探查，见输尿管平滑肌节段性发育不良，管腔细小狭窄，输尿管平滑肌全层菲薄，把狭窄和纤维索病变的输尿管节段性切除，做输尿管端端吻合，置 5F 双 "J" 管内引流 1 ～ 2 个月。

术后诊断：左侧输尿管平滑肌节段性发育不良并结石。

术后复查 CTU 较术前改善（图 3-24）。

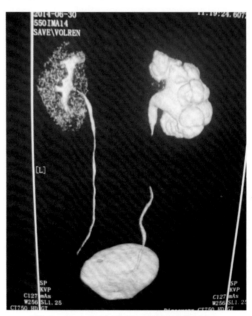

图 3-24　左输尿管平滑肌发育不良

例 5：男，42 岁，右侧肾绞痛 + 血尿 2d 入院。

B 超显示右侧输尿管中段结石、重度肾积水。

CTU：右侧输尿管中段结石并输尿管扩张、重度肾积水，膀胱正常影像。

治疗：经尿道膀胱输尿管硬镜取石术成功（图 3-25）。

输尿管末端囊肿（end cyst of the ureteral canal）是先天性输尿管口狭窄，引起的膀胱壁段输尿管囊性扩张，输尿管末端的囊肿位于膀胱内。单纯输尿管末端囊肿一般无临床症状，大多数患者是因为囊肿并发结石或是肾绞痛而就医。

输尿管末端囊肿只有通过外科手术才是最有效的治疗方法，手术治疗的目的是解除其梗阻，防止逆流和处理结石。

手术方法有两种：一是开放手术；二是膀胱腔镜手术。手术开窗引流，方法简单、安全、有效。

本病例左侧腰痛＋镜下血尿1年，加重3月余。

KUB、IVP：左侧输尿管末段囊肿并发多发性结石，重度肾积水。

治疗：开放手术取出结石，囊肿开窗减压引流，术后左肾功能恢复（图3-26）。

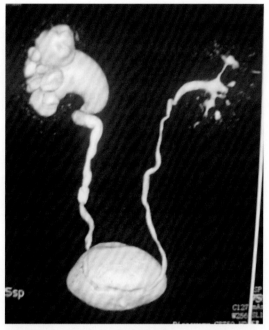

图 3-25　右侧输尿管中段结石、重度肾积水

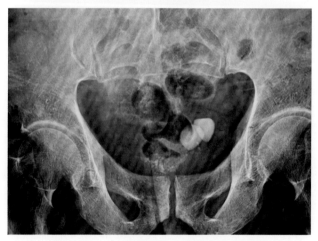

图 3-26　左侧输尿管末段囊肿并发结石

第三节　膀胱、后尿道结石

膀胱结石的主要症状是尿频、尿急、尿痛，或排尿中断，结石位于膀胱三角区或膀胱

颈部，出现不同程度的排尿不畅，结石摩擦膀胱黏膜血管引起血尿，如果合并尿路感染，会出现尿频、尿急、尿痛和尿液中白细胞增多，后尿道结石主要症状是排不出尿，排尿费力，点滴状排尿和尿痛，结石完全堵塞尿道时出现急性尿潴留。

慢性前列腺炎（CP）的症状也有尿频、尿急、尿痛、排尿不畅的感觉，这些症状和膀胱结石、后尿道结石的症状相似，有把膀胱结石和后尿道结石误诊为 CP 的。

例 1：男，77 岁，16 年前因为前列腺增生引起排不出尿，尿频、尿急、尿痛、尿不尽。肺气肿，冠心病较重，专科医生给予保守治疗，置后尿道前列腺钛镍合金螺旋支撑物，患者排尿满意。几年后又出现尿不畅、排尿点淋状，拍 KUB 显示，膀胱后尿道结石，后尿道钛镍合金前列腺螺旋支架导致结石（图 3-27）。

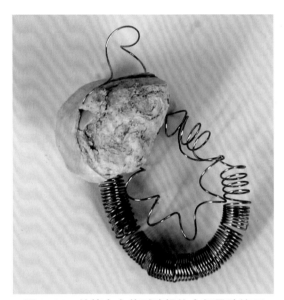

图 3-27　钛镍合金前列腺螺旋支架导致结石

例 2：男，80 岁，主诉：排尿不畅 30 年余。

现病史：尿频、尿急、尿不尽、尿淋漓，年轻时当慢性前列腺炎治疗，到了老年，每日排尿无数次，当前列腺增生治疗。

检查：拍 KUB 平片可见纺锤状膀胱颈后尿道结石。

治疗：开放手术，结石嵌顿在膀胱颈后尿道，狭小没有操作空间，为了完整无缺地取出这么大的"连体"结石，医生花费了很大工夫，取出较大的膀胱颈后尿道纺锤状结石后，患者排尿症状立即好转。

尿流率由术前的 7.0ml/s 增大到术后的 28.0ml/s。

结石的黑色部分生长在后尿道，黄白色大头部分生长在膀胱三角区附近，所以尿频、尿急、尿不尽、尿痛的症状较重（图 3-28）。

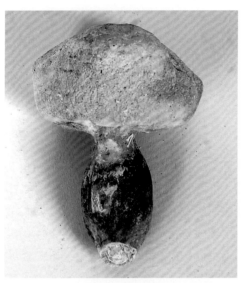

图 3-28　纺锤状膀胱颈后尿道结石

例 3：1978 年 10 月，武汉市蔡甸区的一位 65 岁农民，贫血面貌，面色苍白，全身水肿，精神萎靡不振，不思饮食，卧床不起，不能行走，当地医生说他患了尿毒症，听村民讲尿毒症是治不好的病，甚至他家已为他买好一口棺材，准备了后事。

经人介绍来武汉市武昌区湖北医学院附属第二医院找笔者看病，他们是抱着试一试的态度来就诊，就诊的当天中午首先急诊拍 KUB 平片，当然还有抽血查血常规、生化全套化验。

KUB 显示巨大膀胱结石和两侧输尿管末端结石。A 超：双肾重度积水，两侧输尿管高度扩张、积水。

诊断：膀胱巨大结石和两侧输尿管末端结石，双肾重度积水，肾后性肾功能不全。

医师告诉患者："你的尿毒症有救了，不是慢性肾炎尿毒症，而是两侧输尿管末段结石和巨大膀胱结石引起的肾后性肾功能不全，手术可以治好的。"患者和家属喜出望外。KUB 显示的结果如图 3-29A 所示。

鉴于上述病情，诊断明确，有明确的手术指征，立刻让患者住院手术治疗（当时笔者是管床住院医生）。

治疗：开刀取膀胱巨大结石时，见结石很大，但膀胱容量小，结石嵌顿在盆底膀胱内，手术很难取出，剥离膀胱黏膜，手伸不进去，钳子又不好夹，很是棘手，费了好大力气终于取出膀胱结石，再继续分辨和游离输尿管下段，取出两侧输尿管末端结石时，大量肾输尿管积水涌出，放置两侧输尿管支架造瘘引流、膀胱造瘘管引流和导尿管引流。

术后立即进入多尿期，每日尿量 4 000～5 000ml，多尿期有 40 多天，经少量多次输入新鲜同型全血，术后应用青霉素预防切口感染，护肾，输"能量合剂"液体等支持疗法综合治疗，住院 2 个月，肾功能慢慢恢复，全身水肿消失，各项指标达到出院标准。

患者是被竹床抬着入院，出院时高高兴兴地走着回家，村里人还以为是他的另一个弟弟回家了！结石标本图片如图 3-29B 所示。

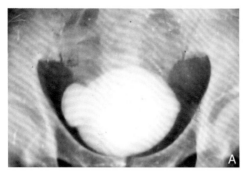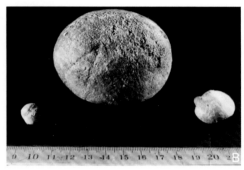

图 3-29　巨大膀胱结石和两侧输尿管末段结石

例 4：81 岁，7 年前因排尿困难在当地某医院做前耻骨上经膀胱前列腺切除术，术后即有尿频、尿急、尿不顺畅，甚至排尿困难，症状加重再次来院就医。

检查：KUB 平片和造影显示膀胱颈后尿道较大的低密度结石影，膀胱容易变小，诊断为膀胱颈后尿道结石（图 3-30A）。

在连续硬膜外麻醉下开刀取出像黑蘑菇样的膀胱后尿道结石，酷似"蘑菇云"，手术后排尿正常，结石标本完整（图 3-30B）。

例 5：38 岁，尿频、尿急、尿痛，尿不尽 6～7 年，排尿不通畅 5 个月，看过很多医生，按慢性前列腺炎治疗无效，症状加重伴尿血 1d 再次就医。拍片 KUB：可见膀胱和后尿道有一个连为一体的长度 ≥ 10cm 的大结石（图 3-30C）。

治疗：手术取出膀胱、后尿道连体大结石标本，形状酷似黑色蘑菇，这么大的结石长时期卡在膀胱颈后尿道，患者该有多么痛苦。笔者开放手术取石时，总想保留标本的完整性，以求完美（图 3-30D）。

例 6：男，75 岁，尿频、尿急、尿不尽，症状持续 8～10 年，有前列腺增生、前列腺切除手术史。

检查：KUB 显示膀胱、后尿道结石。

开放手术取出结石标本，膀胱后尿道结石是患者上次前列腺切除时膀胱颈缝合线引起的，结石标本上可见 3 个黑色缝合线结（图 3-30E）。

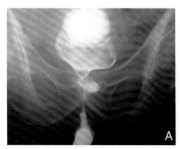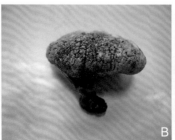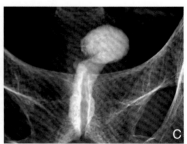

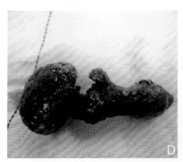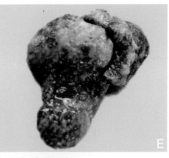

图 3-30　膀胱后尿道结石

例 7：女，41 岁，因腺性膀胱炎症状在某个体医院做膀胱电灼术，不慎灼穿了膀胱后壁和阴道前壁，当即经阴式膀胱阴道修补术，用 4 号缝合丝线缝合修补，修补手术失败漏尿，膀胱阴道瘘尿 3 年，以缝合丝线为异物核心生长膀胱阴道结石。

外行医生做膀胱阴道修补时，不懂得应用可吸收羊肠线，而用不可吸收的 4 号丝线缝合，这种线易导致生长结石。没有做充分的术前准备，做阴道修补肯定会失败。

本病例应该做两次手术：一是腔镜经阴道膀胱取出结石；二是膀胱阴道修补手术，做修补前 1 周必须充分消毒清洁阴道。

经腹 - 膀胱阴道修补手术的关键：为了提高手术成功率，必须力求做到彻底充分切除瘘口周围瘢痕组织，依层次恢复解剖组织的连续性，间断纵行缝合阴道壁，间断横褥式缝合膀胱肌层，间断纵行缝合膀胱黏膜，确保各层组织无张力缝合，笔者为本例患者经膀胱阴道修补手术成功。膀胱阴道结石标本如图 3-31 所示。

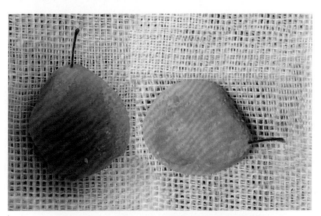

图 3-31　膀胱阴道瘘缝合线并发结石

例 8：男，44 岁，尿频、尿急、尿不尽、排尿不畅 10 年余，当慢性前列腺炎治疗。

来我院就诊，做彩色 B 超和 KUB+IVP：巨大膀胱结石，左输尿管末段结石，左肾重度积水。

治疗：手术取出膀胱结石和左输尿管末段结石，结石成分可能是草酸盐结石（图 3-32）。

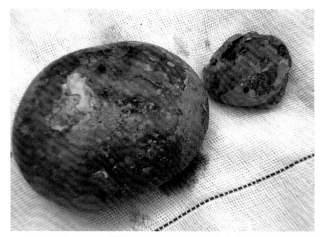

图 3-32　膀胱结石和左输尿管末段结石

例 9：男，75 岁，尿频、尿急、尿痛、尿不尽 8 ~ 10 年，有前列腺增生前列腺切除手术史。

检查：KUB 显示膀胱、后尿道结石（图 3-33）。

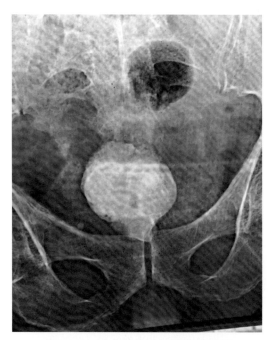

图 3-33　手术缝线引起膀胱颈结石

例 10：男，56 岁，尿频、尿急、尿痛、尿不尽约 10 年。

检查：KUB 平片可见膀胱同心圆结石，右侧输尿管末段结石和膀胱结石影重叠。

像这么大的膀胱结石，多发在偏远农村的农民身上，城市的居民医疗条件好，做 B 超检查很容易得出明确诊断，不可能长时间拖延，形成巨大膀胱结石才去医院诊疗。

治疗：开放手术取出膀胱和输尿管末端两枚结石（图 3-34）。

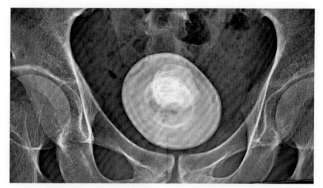

图 3-34　膀胱结石、右侧输尿管末段结石

例 11：男，32 岁。尿频、尿急、尿痛、尿不尽 5 ~ 6 年。B 超和 KUB 平片可见膀胱结石，只有开放手术才能完整取出结石，如果是腔镜手术就看不到这种奇特的标本（图 3-35）。

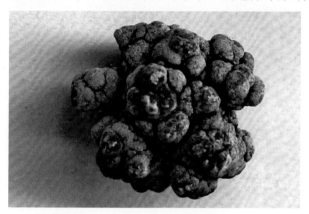

图 3-35　形状奇特的桑葚状膀胱结石

例 12：男，89 岁，尿频、尿急、尿痛 6 ~ 8 年。

检查：B 超和 KUB 平片可见膀胱结石。

治疗：手术取出膀胱结石酷似猕猴桃，随着腔镜手术的开展，以后很难看到这种标本了（图 3-36）。

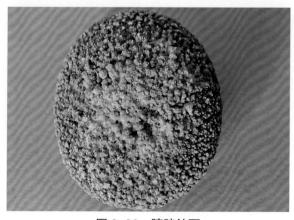

图 3-36　膀胱结石

例 13：男，72 岁，尿频、尿急、尿痛、尿不尽，在某市中心医院以前列腺肥大做了前列腺切除术，术后 11 年又因同样症状就诊。

检查：B 超和 KUB 平片可见膀胱多发性（30 多枚）较大的卵圆形结石。

治疗：笔者主刀开放手术取出多发性膀胱结石（图 3-37）。手术探查发现膀胱颈挛缩，做了膀胱颈瘢痕切除，后尿道重建，可通过 2 指，膀胱颈后尿道宽大，术后排尿正常，尿线粗大，尿流率 24ml/s。

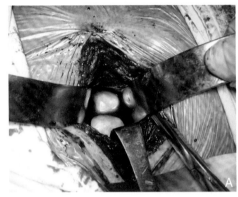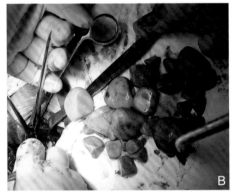

图 3-37　膀胱多发性结石

肾结石的治疗：过去做开放手术取肾结石，目前大多采用经皮肾镜碎石取石术（percutaneous nephrolithotomy，PCNL），许多医生习惯在 B 超定位下进行肾穿刺，尽量避免接受 X 线，其准确性高，可以选择性肾盏穿刺，相比"盲穿"失误少，深受医生和患者欢迎。

在 B 超定位下肾穿刺成功见出水后，再置入斑马导丝到肾盂（图 3-38）。

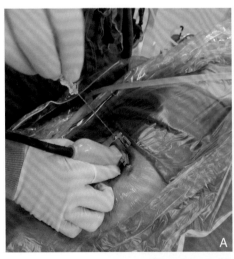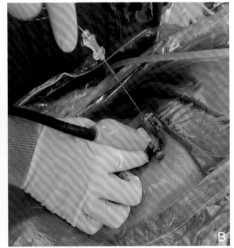

图 3-38　B 超定位经皮肾穿刺

目前经皮肾镜（PCNL）是治疗肾结石主流的微创手术方式之一。

操作方法：做腋后线 12 肋下缘 1.5cm 与脊突外 6.5 ～ 7.55cm 交叉处穿刺，凭经验肾脏定位穿刺准确 PCNL 成功（图 3-39 ~ 图 3-43 ）。

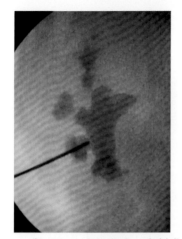

图 3-39　肾 PCNL 定位准确，穿刺成功

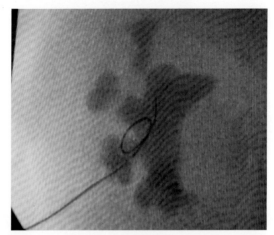

图 3-40　肾 PCNL 穿刺成功，斑马导丝进入肾盂

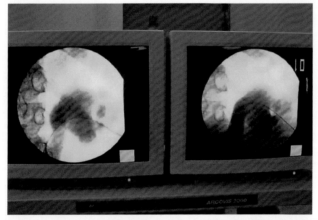

图 3-41　肾 PCNL 定位准确，穿刺，斑马导丝顺利进入肾盂

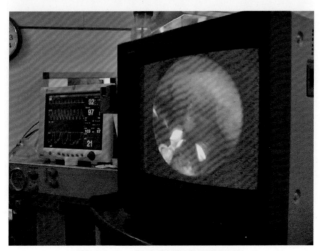

图 3-42　经皮肾镜碎石取石术

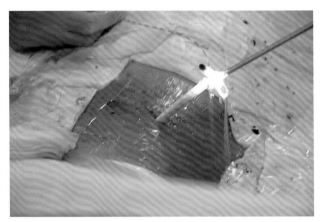

图 3-43　单通道左侧经皮肾脏镜取石手术中

笔者查房经皮肾镜（PCNL）取石患者，左肾造瘘管引流出清澈尿液（图 3-44）。经皮肾穿刺碎石取石术中和术后继发性大出血是最危险的后果。

做 PCNL 术，必须要有介入超选择性技术设备治疗做后盾，一旦出现大出血，可以采用经皮肾动脉介入栓塞止血，没有这种超选择性技术设备，就得开放手术止血，那就很麻烦、很被动了。

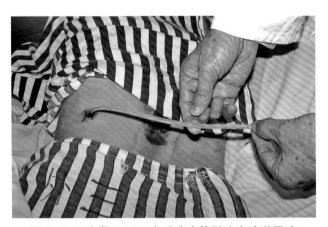

图 3-44　左肾 PCNL 术后造瘘管引流出清澈尿液

对巨大肾结石，一个通道不能完成取石，可以采取 2 个或 3 个工作通道进行经皮肾镜碎石取石术，多通道 PCNL 取石，大出血的风险性更大（图 3-45）。

例 14：患者，男，73 岁，双肾结石，左肾铸型结石。

治疗：行左侧单通道经皮肾镜（PCNL）术，取出结石碎片共 30 余克（图 3-46）。

肾盂结石 + 肾盏结石，在 B 超定位下采取经皮穿刺两个通道，应用曾国华教授与好克公司研发的第三代超微细 Super-Mini-PNL（SMP）经皮肾镜，肾镜下钬激光碎石取石术，对肾组织损伤小、术中术后出血少、低风险，无须做肾造瘘或仅做微造瘘（图 3-47、图 3-48）。

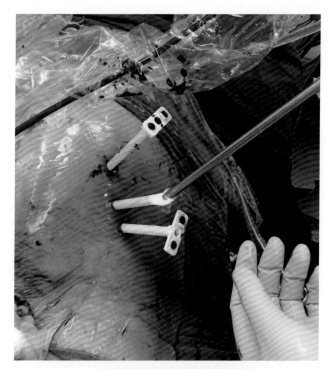

图 3-45　特别巨大鹿角形肾结石多通道取石术

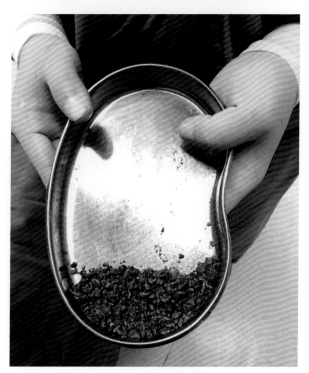

图 3-46　左肾 PCNL 左肾取石标本

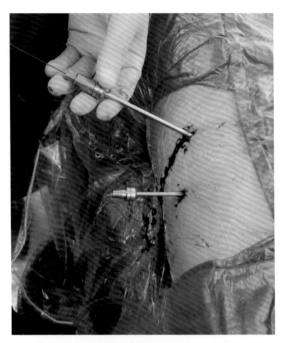

图 3-47　肾盂结石 + 下组肾盏结石 SMP 两通道经皮肾镜取石

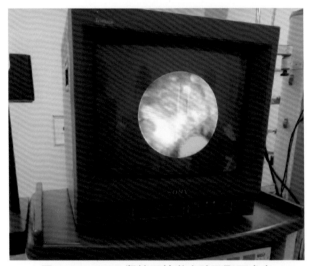

图 3-48　SMP 肾镜下钬激光碎石取石术中

例 15：患者，男，55 岁，右侧肾脏铸型结石。

治疗：采用腹腔镜肾盂切开取石术，完整取出大块结石和全部较小的结石。

体会：腹腔镜肾盂切开取石术（laparoscopic renal pelvis incision，LPL）和经皮肾镜（percutaneous nephroscope lithoipsy，PCNL）术相比，LPL 出血量小，患者恢复快，存在肾盂瘘尿问题，PCNL 出血量大，不存在肾盂瘘尿之虑。复杂性肾结石手术前后图片如图 3-49、图 3-50 所示。

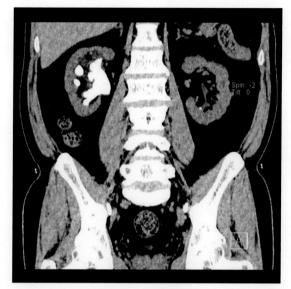

图 3-49　右肾铸型结石

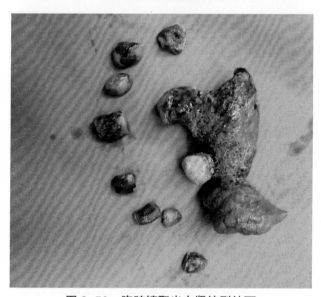

图 3-50　腹腔镜取出右肾铸型结石

例 16：男，52 岁，反复发作性左腰部胀痛 3 年，CT 左侧肾盂结石，Urine-Rt：脓球 1+，WBC 1+，BLD 2+。

治疗：腹腔镜肾盂切开取石术（laparoscopic renal pelvis incision，LPL），完整取出较大块肾盂结石一枚。

武汉大学中南医院开展腹腔镜手术取肾盂结石，腹腔镜手术比经皮肾镜取石技术条件要求更高，其优点是对肾脏损伤小、出血少、风险小，手术时间短（图 3-51、图 3-52）。

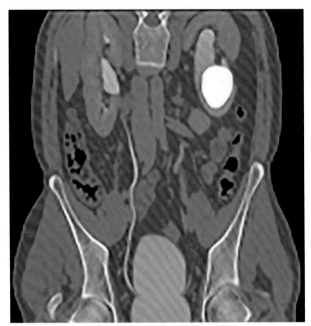

图 3-51　CT 显示左肾盂结石

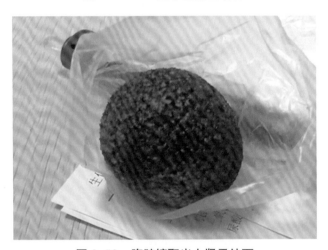

图 3-52　腹腔镜取出左肾盂结石

第四章
泌尿系统结核

第一节　肾、输尿管、膀胱结核

近年来肾结核（tuberculosis of kidney，TB）发病率较往年明显降低，随着改革开放，国民住房条件改善，生活水平提高，肾 TB 也很少见了，但还是有散在性病例。

肾 TB 往往是继发于肺 TB，TB 杆菌浸入肾脏，在双肾毛细血管丛"做窝"，但不产生临床症状，多数病灶由于机体抵抗力增强就痊愈，此时称为病理性肾结核，如果浸入肾脏的结核杆菌数量太多、毒性太强、人体免疫功能下降，则可进入肾髓质肾乳头和肾盂，出现尿频、尿急、尿痛、尿血、脓尿等一系列临床症状，称之为临床肾结核。肾 TB 中晚期表现出膀胱刺激征 + 血尿 + 脓尿，每日排尿无数次，身体消瘦，贫血面貌，低热，午夜盗汗，食欲减退，全身乏力等。

输尿管结核（tuberculosis of ureter）是肾脏的结核杆菌随尿液降落到输尿管所引起的结核性病变，大多数输尿管 TB 继发于肾 TB，基本上是和肾 TB 同时存在，结核杆菌浸润输尿管黏膜层，从黏膜下层浸入肌层，发生输尿管纤维化，输尿管狭窄或变硬、增粗和强直，形成节段性狭窄，呈"串珠样"改变。

膀胱结核（tuberculosis of bladder）也是肾 TB 的结核杆菌随尿液排到膀胱，膀胱 TB 几乎与肾 TB 同时存在，表现为尿频、尿急、尿痛、血尿、脓尿，晚期有膀胱挛缩的症状和尿失禁。

肾 TB 晚期肾脏干酪样坏死，原本实体性肾脏呈现出许多"老鼠洞"，肾脏失去功能（图 4-1）。

左肾结核无功能，右肾重度积水，右输尿管下段狭窄致右输尿管高度扩张积水。

一侧肾结核、膀胱结核挛缩引起对侧输尿管末端狭窄、肾积水，是吴阶平 1953 年在世界上首次提出的新概念。曾有医生认为是对侧肾或输尿管末段也有结核（图 4-2）。

例 1：女，28 岁，尿频、尿急、尿痛，每天排尿无数次。

IVP：左肾结核无功能，右肾、输尿管扩张积水，膀胱挛缩只有乒乓球大小，膀胱的容量小于 50ml（图 4-3）。

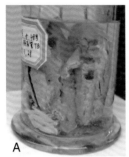 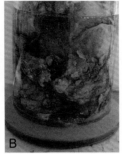 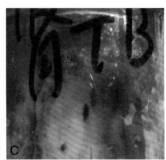

图 4-1　肾结核

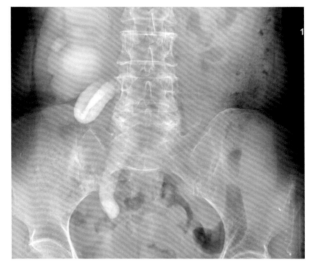

图 4-2　右输尿管下段狭窄、右肾重度积水、左肾结核

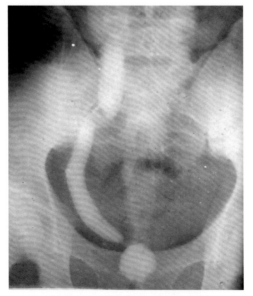

图 4-3　左肾结核晚期，膀胱挛缩引起右侧输尿管下段狭窄

笔者给患者做带血管蒂回肠扩大膀胱手术，术后新膀胱容量基本正常，尿频症状改善。

随访：手术后随访 22 年，膀胱造影显示膀胱容量和功能正常（图 4-4）。

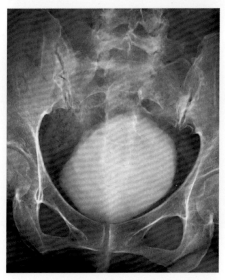

图 4-4 肾结核挛缩膀胱、回肠扩大膀胱术后

例 2：女，47 岁，左侧肾、输尿管结核，左肾"自截"，膀胱结核性挛缩。

肾自截（autonephrectomy）就是肾结核病灶内有大量钙盐沉积，肾脏完全钙化，肾功能也完全丧失，含有结核杆菌的尿液不能进入膀胱，膀胱刺激症状也消失。这是泌尿系结核的一种特殊病理类型，只发生在极少数患者身上（图 4-5）。

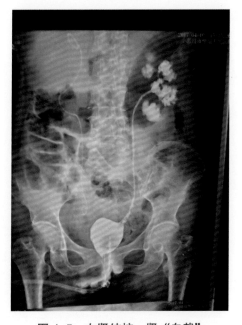

图 4-5 左肾结核、肾"自截"

例 3：泌尿系结核，左肾无功能，右侧输尿管末段狭窄。

目前肾结核的发病率已大大减少，但在偏远农村和山区还有散在个案病例（图 4-6）。

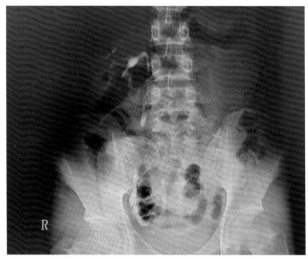

图 4-6　左肾结核

例 4：笔者接诊的一个门诊患者，男，17 岁，高烧不退，尿频、尿急、尿痛、尿不尽、尿血，每 5 ~ 10min 排尿 1 次。

拍胸部正位片，两肺急性粟粒型肺结核、胸膜结核、重度胸腔积液。

CT 平扫＋增强显示左肾 TB，输尿管 TB 重度积水，膀胱 TB 缩小，膀胱壁增厚，收住感染科，采用第一线抗痨药静脉点滴，抗结核治疗 3 周后，全身情况明显好转，嘱出院后继续正规口服抗结核药治疗 1 年，不定期随诊，CT 平扫＋增强图片如图 4-7 所示。

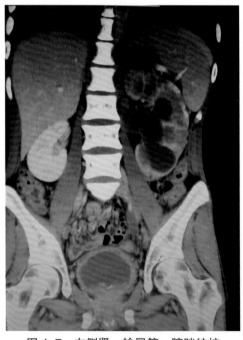

图 4-7　左侧肾、输尿管、膀胱结核

例5：IVP：左肾结核无功能，右肾重度积水，右输尿管下段狭窄致右肾及输尿管重度扩张积水，膀胱挛缩不能储存尿液，所以膀胱未显影（图4-8）。

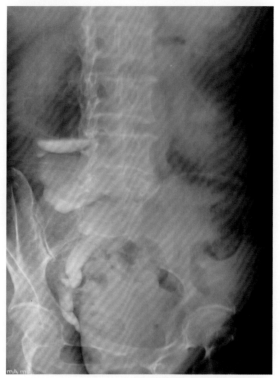

图4-8　左肾结核、右肾输尿管重度积水

第二节　前列腺结核

典型病例：男，45岁，左肾结核、左输尿管结核、膀胱结核、前列腺结核、挛缩膀胱、膀胱颈挛缩、后尿道狭窄，尿频、尿急、尿不尽，膀胱没有乒乓球大，不能储尿，尿失禁。

治疗：开放手术切除左肾、左输尿管，做回肠扩大膀胱手术。

随访，膀胱颈挛缩，后尿道狭窄，回肠扩大膀胱术后也不能正常排尿，膀胱造瘘引流17年，经常被回肠黏液堵塞膀胱和引流管，每个月来门诊更换硅胶膀胱造管瘘引流尿液（图4-9）。

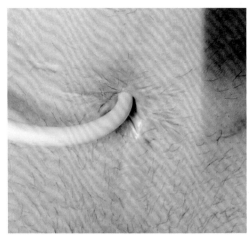

图 4-9　泌尿系统结核晚期后尿道 TB 性狭窄和闭锁

第三节　附睾结核

　　附睾结核（epididymal tuberculosis）发病率较低，附睾结核也认为是继发于肾结核，经过血行感染所致，附睾 TB 表现为少精、弱精或无精，可引起不育，病程发展缓慢，附睾逐渐肿大，无明显疼痛。

　　例 1：70 岁，患者经常左侧睾丸轻微疼痛，按慢性附睾炎治疗 5 年余。

　　行左侧睾丸附睾切除术，术中见附睾结核浸润到睾丸，连同附睾、睾丸一并全切除。

　　病理诊断：附睾、睾丸结核，干酪样坏死（图 4-10A）。

　　例 2：46 岁，左侧阴囊肿胀增大 2 ~ 3 年，不怎么疼痛，门诊医生当慢性附睾丸炎治疗无多大效果，体检和彩超检查：左侧附睾肿大，有液体。

　　治疗：行左侧附睾切除术，术中吸出左侧附睾内干酪性白色黏稠脓液 30 ~ 50ml。

　　手术切除后病理诊断：符合左侧附睾结核（图 4-10B）。

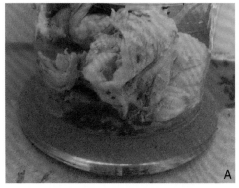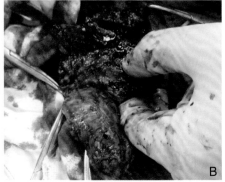

图 4-10　附睾结核

第四节 阴茎结核

典型病例：阴茎结核（penis tuberculosis，PTB）极为少见，阴茎 TB 是阴茎头部长期存在一个无痛性干酪样（豆腐渣）坏死病灶，经久不愈，活检方可诊断为结核，一旦明确诊断，行抗结核治疗，3 个月后才能见效果。

诊断：病变起初表现在阴茎头、包皮系带、冠状沟处，有硬结，逐渐肿胀变硬，之后再形成溃疡，形状不规整、无疼痛，边缘潜入性，溃疡表面有脓苔，无压痛。

必须和阴茎癌、阴茎软下疳、硬下疳相鉴别。

治疗：全身抗结核治疗，局部用链霉素换药，可以做阴茎部分切除术。阴茎 TB 图片如图 4-11 所示。

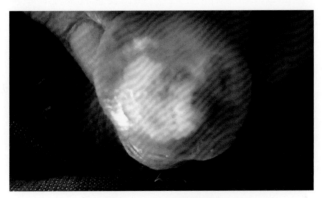

图 4-11　阴茎结核

阴茎 TB 非常罕见，病灶上有脓苔，溃疡边缘呈潜入性（图 4-12）。

（摘自：车雅敏 . 实用皮肤性病学图谱 [M]. 天津：天津科学技术出版社，2005）

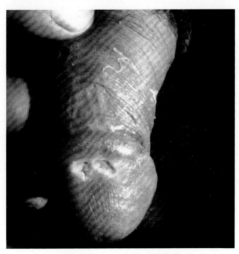

图 4-12　阴茎头结核

第五章
泌尿、男生殖系统肿瘤

第一节　肾、肾盂、输尿管肿瘤

肾肿瘤（kidney tumor）95% 以上是恶性肿瘤，良性较少见，根据发病年龄和病理学特点，恶性肾肿瘤可分为两大类型：一是婴幼儿的肾肿瘤，习惯称作肾胚胎瘤，大多发生在 3 岁以前，文献报道，肾胚胎瘤占婴幼儿恶性肿瘤的 20%。二是中老年人的肾肿瘤，男性患者多于女性患者，一般把肾癌和肾盂癌统称为肾癌。

肾癌（renal carcinoma）也称肾细胞癌、肾脏透明细胞癌，近年来发病率有上升的趋势，发病年龄多见于 50 岁以上，大多数患者早期无症状，少数是体检 B 超发现，临床上表现有腰部隐隐作痛和无痛性肉眼血尿时，基本上是中晚期了。彩色 B 超是筛查肾肿瘤的重要措施，CT、CTU、CTA、MRI 都可以明确诊断。

肾盂癌（renal pelvis carcinoma）大约占肾肿瘤的 8%，大多数为移行上皮癌，肾盂长期受到慢性炎症刺激，如鹿角形肾结石容易诱发肾盂移行上皮癌，肾盂癌最常见的症状是血尿，多为无痛性肉眼血尿伴有血块。

彩色 B 超作为初查，CT、CTU、CTA、MRI 都可以协助诊断。

输尿管癌（ureteral cancer）较为少见，但近年发病率有明显上升，血尿是最常见的表现，大部分患者有肉眼血尿，血块引起输尿管梗阻会出现肾绞痛。

凡是无痛性肉眼血尿伴有血块，血尿"来无影去无踪"，即突然血尿，又突然消失，必须想到泌尿系统肿瘤。

例 1：男，69 岁，左腰部隐隐胀痛不适 3 月余。

看过门诊，医生按普通腰痛、腰肌劳损治疗，笔者动员患者做筛查性彩色 B 超检查，他不同意，1 个月后又来门诊，建议他做彩色 B 超：报告左肾癌。CT 平扫 + 增强：左肾中部外侧占位性病变，考虑肾癌，肿瘤没有浸润到集合系统肾小盏，患者一直未出现肉眼血尿和镜下血尿。

治疗：做根治性左肾切除术。病理学诊断：肾透明细胞癌（图 5-1A）。

肾癌对放疗、化疗不敏感，预后不良。随访：存活 3 年。

例 2：男，71 岁，无血尿，健康体检 B 超发现右肾占位性病变，CT 和 MRI 诊断肾癌。

治疗：做根治性肾切除术。病理诊断：肾透明细胞癌（图 5-1B）。

肾癌早期、甚至中期无临床表现，当肿瘤侵犯到肾盏或肾盂时才有血尿，血尿特点是间歇性，"来无影去无踪"，即突然血尿，又忽然消失，患者往往不会在意，专科医生要特别重视这个症状。

早期肾癌仅做根治性肾切除，不必放疗、化疗，事实上对放疗、化疗不敏感，中晚期肾癌可以做免疫治疗，有转移的晚期肾癌也不主张化疗，尚未见疗效满意的口服抗癌制剂，可试用依维莫司片可能有一定疗效。

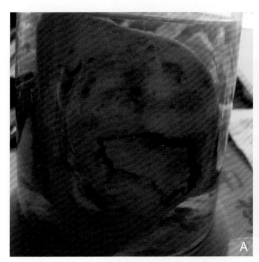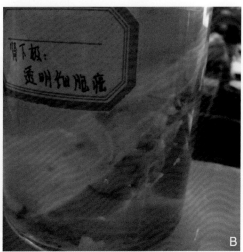

图 5-1　肾透明细胞癌

例 3：男，31 岁，腰痛 + 血尿就诊，CT 诊断左肾肾癌。

家族史：他们一家有 3 人患上易位性肾癌。

治疗：根治性左肾切除。

病理诊断：左 Xp11.2 易位性肾癌（图 5-2）。

Xp11.2 易位性肾癌较罕见，多发生在儿童和年轻人，发病原因尚不清楚。

治疗方式还是以外科手术为主，即使有区域淋巴结转移，也应该手术治疗，目前没有成熟的手术后期的治疗方案，可使用靶向治疗的药物免疫（干扰素加白介素）疗法和生物疗法。

本病预后相对较好。

例 4：主诉右侧腰部隐痛 4 个月。

B 超：右侧肾脏占位性病变。CT 增强显示：右侧肾脏中外侧肿瘤，肿瘤未侵入肾盏肾盂，所以患者无血尿表现。

治疗：手术切除，病肾标本送病理学检查。病理报告：右肾透明细胞癌（图 5-3）。

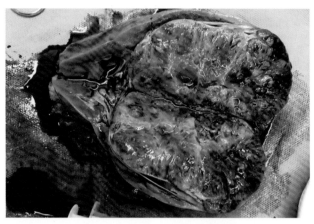

图 5-2 Xp11.2 易位性肾癌

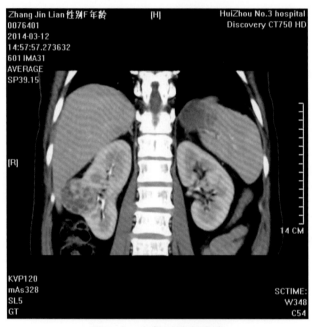

图 5-3 右肾透明细胞癌

例 5：女，19 岁，洗澡时无意中发现左侧上腹部无痛性肿块 1 月余，左侧上腹部巨大肿块，无腹痛，无血尿，B 超：左侧上腹部巨大肿块，CT 平扫 + 增强：左肾未见造影剂显影，右肾显影正常，提示左肾 12.6cm×11.1cm×17.1cm 肿瘤。

手术探查：左侧上腹膜后巨大肿瘤考虑左肾肿瘤，手术做根治性左肾切除之，病理与免疫组化显示左肾尤文肉瘤。尤文肉瘤为起源于骨髓的间充质细胞，以小圆细胞含糖原为特征的原发恶性骨肿瘤。1921 年由 Ewing 首先描述。此病发病迅速，恶性程度高，又称未分化网织细胞肉瘤（图 5-4）。

例 6：男，70 岁，右侧上腹隐痛 7 月余。CT-A 显示左肾上极巨大肿瘤，红颜色区域表明肿瘤血供特别丰富。

治疗：采取气管插管全麻下腹腔镜手术，根治性肾切除术（图5-5）。

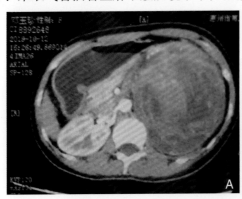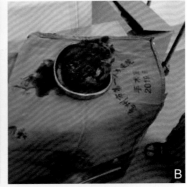

图5-4　肾尤文肉瘤

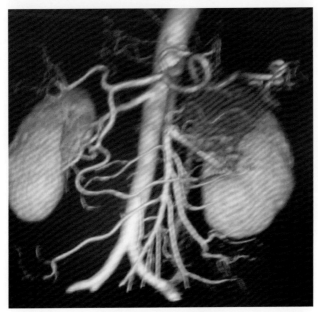

图5-5　左肾上极肾癌

例7：女，62岁，体检B超：右侧肾脏巨大肿瘤。肾动脉造影：右肾巨大肿瘤晚期，肾静脉、腔静脉有多处癌栓。

患者和家属未同意手术治疗，也未做综合和免疫治疗（图5-6）。

例8：男，33岁，无痛性肉眼血尿伴血块4个月。入院前一周突然大出血，出血性休克。

CT报告：右肾癌。

通过腹腔镜手术成功切除患肾、输尿管、膀胱袖口状切除术。

病理诊断：右肾盂移行上皮细胞癌。

肾盂癌的治疗以外科手术切除为主，应该做标准术式，根治性肾切除，输尿管全切除，膀胱袖口状切除术。

术后放疗、化疗作为辅助治疗，一般认为对于高分化的肿瘤有一定的疗效（图5-7）。

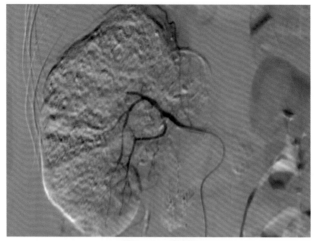

图5-6 肾癌

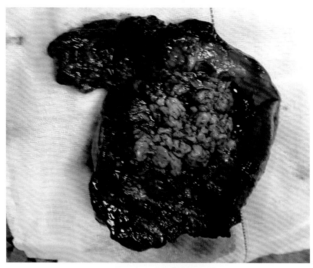

图5-7 右肾盂癌

例9：男，57岁，左肾巨大复杂性肾结石，重度肾积水，开放手术中可见肾盂结石并发肾盂癌，必须做根治性肾切除术。本病例可能是长期肾结石诱发肾盂癌，这种情况较少见到。

原本是做左肾切开取石术，术中意外发现左肾结石并发肾盂癌，立即和患者家属沟通，讲解病情，改变手术方案，对侧肾功能正常，必须做根治性左肾切除术（图5-8）。

例10：男，69岁，间歇性无痛性肉眼血尿伴血块半年余，加重5d。有40年吸烟史。

诊断：B超和CT提示左肾肿瘤。

治疗：采用腹腔镜做根治性肾切除术，输尿管全切，膀胱袖口状切除术。

病理诊断：肾盂移行上皮细胞癌（图5-9）。

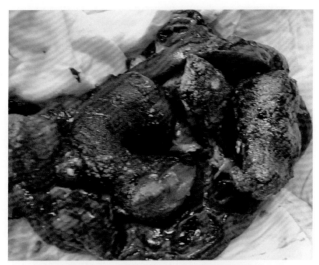

图 5-8　复杂性肾结石并发肾盂癌

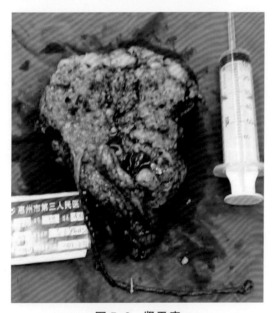

图 5-9　肾盂癌

例 11：男，46 岁，突然出现间歇性血尿 1 周。

检查：CTU 显示右侧输尿管下段肿瘤引起右侧上尿路重度积水。

治疗：开放手术做了右侧肾切除、输尿管全切除术，膀胱袖口状切除术，术后定期膀胱灌注，用沙培林化疗 1 年，随访 5 年无肿瘤复发。

病理学诊断：输尿管移行上皮细胞癌（图 5-10）。

例 12：左侧输尿管下段移行细胞癌，对输尿管癌的治疗，标准治疗方式是肾、输尿管全长切除，膀胱袖口状切除，对于低级别的输尿管癌可做消融治疗，或者做节段性切除，本病例做肾切除、输尿管全切、膀胱袖口状切除（图 5-11）。

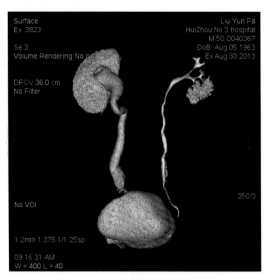

图 5-10　右侧输尿管下段癌

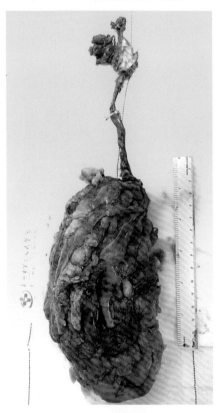

图 5-11　输尿管癌

　　例 13：左侧输尿管中段癌，腹腔镜左侧肾、左髂血管分叉上下方整块切除，连同肾周脂肪囊、输尿管、膀胱壁段袖套挖除，经腹膜外路径，避免了手术中腹腔器官干扰。

　　病理报告：左侧输尿管癌（图 5-12）。

手术后化疗：铂类为基础的化疗可能有益无害。

手术后放疗：可能延长生存期。

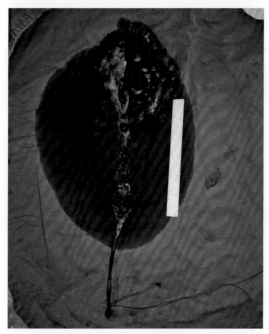

图 5-12　左侧输尿管癌

第二节　儿童肾肿瘤

儿童肾肿瘤以 Wilms 瘤为多见，是先天性恶性实体性肿瘤，较为少见，笔者只见过 14 例。本病多见于儿童，是儿童第二位常见的恶性肿瘤，最多见于 10 岁以下。其病因尚不清楚，可能与 11 号染色体上的（位于 11p13）WT-1 基因突变有关，也可能是间叶的胚基细胞向后肾组织分化障碍造成持续增殖，也有一定的遗传倾向。

儿童 Wilms 瘤对放疗、化疗敏感，治愈率较高，常用的化疗方案有 A+V 方案、A+V+D 方案、V+D+E+C+M 方案。

除了外科手术治疗外，至今还没有探索出疗效更好的方案。

例1：女孩，7 岁，家属在给孩子洗澡时无意中发现小女孩左上腹有个肿块，无疼痛不适。

B 超和 CT 提示：左肾肿瘤。

治疗：开放手术切除，完整取出巨大肾肿瘤。

病理报告：左肾巨大肾母细胞瘤（Wilms 瘤）（图 5-13）。

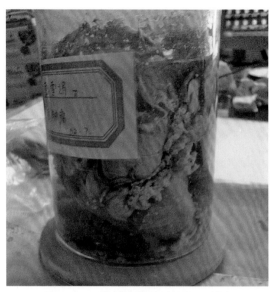

图 5-13　肾母细胞瘤（Wilms 瘤）

儿童肾横纹肌样瘤（renal transverse muscle-like tumor）又叫肾杆状细胞瘤，是特别少见的高度恶性的肾肿瘤，主要发生在婴幼儿或学龄前儿童，这种肿瘤命名为肾横纹肌样瘤是因为肿瘤组织学和横纹肌肉相似，从前认为儿童肾脏横纹肌样瘤是 Wilms 瘤的变异，现在认为是两个不同病种的肿瘤。

治疗：手术切除 + 化疗 + 放疗，预后不良。

例 2：男孩，2 岁，表现为血尿、低热和左上腹部肿块。

2 岁时手术切除左侧病肾，定期综合化疗。

5 岁时来门诊复查 B 超未见异常，健康状况尚可，轻度贫血面貌，精神稍差，欠活泼。当时开放手术切下的肾肿瘤标本，肾包膜完整，未见肾周围有肿瘤浸润（图 5-14）。

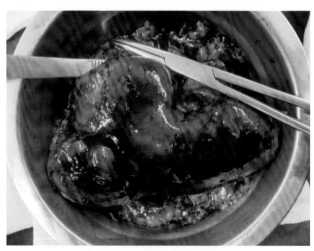

图 5-14　儿童肾横纹肌样瘤

第三节　膀胱肿瘤

膀胱肿瘤（bladder tumors）是泌尿系统中发病率最高的肿瘤，绝大多数是移行上皮细胞癌。

病变在膀胱侧壁及后壁最多见，其次为三角区和顶部，其发生可为多中心，极少数的膀胱肿瘤可能先后或同时伴有肾盂、输尿管、尿道肿瘤。

在国外，膀胱肿瘤的发病率在男性泌尿生殖系肿瘤中仅次于前列腺癌，居第2位，在我国，膀胱肿瘤的发病率是第1位，男人发病率是女人发病率的3～4倍，年龄以50～70岁为多，在病理学方面，移行上皮细胞癌占90%。

例1：男，63岁，1个月内突然无痛性血尿伴血块3次，无尿频、尿急、尿痛。

膀胱镜检查：膀胱癌早期。

连续硬膜外麻醉下开放手术，膀胱部分切除，术后未做膀胱灌注腔内化疗。

术后30年无肿瘤复发。

膀胱镜下所见浅表膀胱癌如图5-15所示。

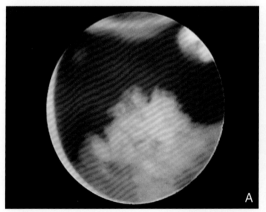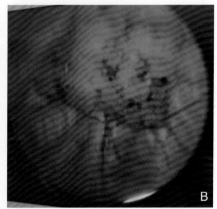

图5-15　浅表膀胱癌

例2：反复血尿2年余，膀胱镜下可见又大又多、大小不等的多发性膀胱肿瘤病灶，酷似大溶洞里的钟乳石，表明为膀胱癌晚期，理应做膀胱癌根治性手术（图5-16）。

例3：肾盂移行上皮细胞癌转移到膀胱容易理解，转移途径是通过输尿管腔道下行性脱落种植，肾癌转移到膀胱的病例则是非常少见，临床多见转移肺部，也可能通过血行、淋巴管癌转移到膀胱，甚至可以通过输尿管腔道途径向下种植到膀胱。

本病例肾实质的透明细胞癌转移到膀胱（图5-17）。

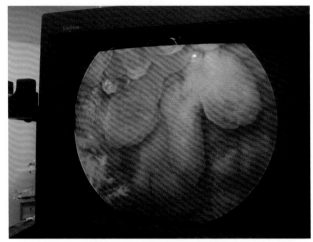

图 5-16 膀胱癌（晚期）

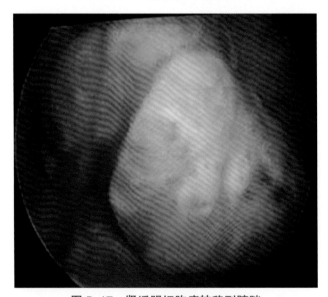

图 5-17 肾透明细胞癌转移到膀胱

例 4：女，40 岁，未婚，间隙性尿频、尿急、尿痛、尿血半年余。

B 超：膀胱内有鸭蛋大膀胱结石。

某基层医院在局麻＋哌替啶 100mg 肌注镇痛，膀胱切开取石手术中看见巨大膀胱肿瘤，当即活检，提示膀胱鳞状细胞癌，立即转院治疗。

手术前准备，完善各项检查。

治疗：在气管插管全麻下做膀胱全切、可控回肠膀胱术。

病理诊断：膀胱鳞状细胞癌。

本病例恶性程度高，放疗、化疗不敏感。

预后不良，膀胱鳞癌可能与膀胱结石和慢性膀胱炎有关（图 5-18）。

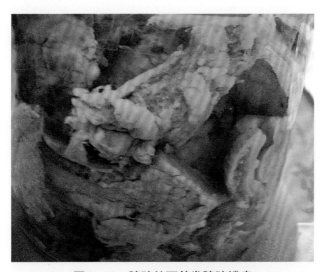

图 5-18　膀胱结石并发膀胱鳞癌

例 5：男，61 岁，因血尿半年被诊断为膀胱癌。

在腹腔镜下做膀胱全切除术、回结肠膀胱术。

手术后病理诊断：膀胱黏液腺癌。

膀胱黏液腺癌，也称膀胱胶样癌、膀胱腺癌、膀胱印戒细胞癌，其特点是肿瘤里含有腺体样结构。

血尿是最主要的症状，同时伴有尿频、尿急、尿痛、下腹不适等，部分患者尿流中有黏液。

诊断过程中，注意观察膀胱顶部有无脐尿管腺癌。

膀胱黏液腺癌恶性程度较高，晚期对放疗、化疗不敏感，预后较差（图 5-19）。

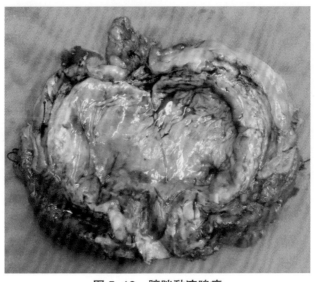

图 5-19　膀胱黏液腺癌

例6：男，70岁，无痛性膀胱出血，反复无痛性肉眼全血尿伴血块，无尿频、尿急、尿痛半月余。

B超：提示膀胱占位病变。MRI显示膀胱多个占位病变，报告：膀胱肿瘤，膀胱两侧壁、后壁多个癌肿病灶（图5-20）。

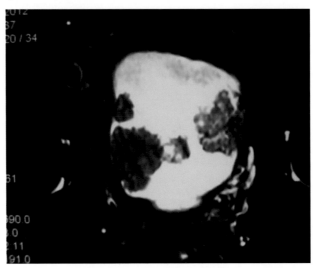

图5-20　MRI提示膀胱癌

例7：男，73岁，无痛性肉眼全血尿，间歇性尿血伴血块6个月，IVP膀胱造影显示充填缺损，占位性病变。显示：膀胱癌晚期（图5-21）。

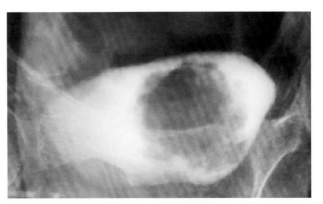

图5-21　膀胱癌晚期

例8：男，70岁，间歇性无痛性肉眼血尿伴血块4个月。

膀胱镜检查：膀胱三角区多发性癌肿。

治疗：做膀胱癌根治术和去带盲结肠可控回肠膀胱术，右侧下腹壁插导尿管引出尿液，每个月来门诊更换导尿管。

2018年1月19日，术后第13年，来门诊更换导尿管，可见右下腹壁皮肤溃疡，他已83岁，身板硬朗，生活能自理，膀胱癌早期或中期手术是可以治愈的（图5-22）。

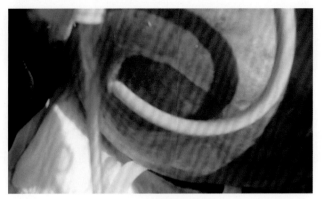

图 5-22　膀胱癌术后

第四节　尿道肿瘤

原发性单纯尿道移行上皮细胞癌（urethral carcinoma）较为少见。

例 1：男，73 岁，反复出现镜下新鲜血尿半年余。

尿道膀胱镜检 + 活检：尿道移行上皮细胞癌。

治疗：采用尿道镜电切尿道肿瘤。病理诊断：原发性单纯尿道移行上皮细胞癌（图 5-23A）。

男性尿道癌（male urethral carcinoma）的病因不明，可能与长期慢性炎症、性病、尿道炎和尿道狭窄有关。

按其来源的不同，原发性尿道癌的组织类型中，鳞状上皮癌为多数，移行上皮细胞癌占第 2 位，腺癌很少见。

治疗上是以手术为原则，手术效果好，局部放疗只适用于不愿意手术的患者。

例 2：男，30 岁，患者无意中发现自己尿道口有小圆形新生物，不影响排尿。

治疗：在阴茎阻滞麻或局麻下手术切除病灶。

病理报告：尿道非浸润性低级别尿道上皮癌。本病预后良好（图 5-23B）。

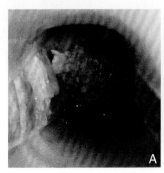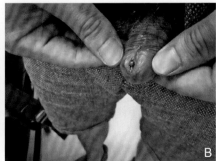

图 5-23　尿道癌

第五节　阴茎肿瘤

阴茎癌（carcinoma of penis）是最先发于阴茎的包皮内板和冠状沟处，是临床常见的恶性肿瘤。病因：先天性包茎。从前阴茎癌在中国大陆最多见，占男人生殖系肿瘤第1位，近些年来随着医疗条件的改善，人们卫生意识提高，广泛自觉地开展包皮环切手术，这种癌的发病率已大大降低。阴茎癌多发生于中老年人，平均年龄为35岁，阴茎癌患者绝大多数均有包茎史。

阴茎癌的发病率因国家、地区、民族、宗教、卫生习惯等因素而不一致。多数学者认为欧美各国发病率较低，亚洲、非洲、拉丁美洲各国发病率较高。

病理类型是以阴茎鳞状细胞癌为多见，约占阴茎癌的95%。

治疗：主要是手术治疗，阴茎部分切除或全切除。对于早期阴茎癌，晏继银等（1993）行改进的阴茎部分切除术，手术尽可能多保存阴茎海绵体，既要符合肿瘤学治疗原则，又要保留阴茎的适当长度和功能。

预防：阴茎癌的预防关键是尽早做包皮环切手术，在少年儿童期做包皮环切术最好。

手术后预防复发：可考虑做辅助性放射治疗，阴茎癌早期中期可以治愈。

例1：42岁，发现阴茎长肿物3个月，有包茎史。检查：翻开包皮可见新生物，考虑阴茎癌，手术切除。病理诊断：阴茎癌（图5-24A）。

例2：某男子64岁那年因包茎排尿不顺畅做包皮环切，包皮环切手术时未发现新生物，1年后来我院就诊，可见阴茎头新生物，为阴茎癌早期，表明包皮环切手术时间太晚，即使做了包皮环切手术，仍然有可能发生癌变（图5-24B）。

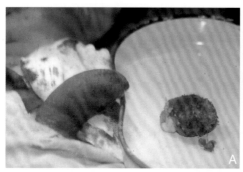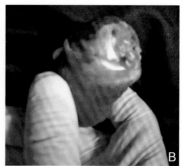

图5-24　阴茎癌（早期）

例3：青壮年男子，包茎，阴茎乳头状癌。

1年前曾做过包皮环切术，这种癌的恶性程度不太高，适合做阴茎部分切除术，还应该做辅助性局部放射治疗（图5-25）。

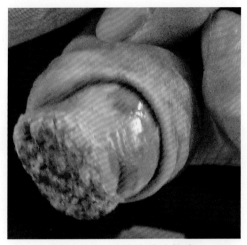

图 5-25 阴茎头乳头状癌

例 4：58 岁，先天性包茎 58 年，近 3 个月阴茎包皮红肿疼痛，破溃和流脓，阴茎蜂窝织炎，恶臭，切开包茎引流，这种皮下引流法欠妥，改用橡皮引流片，每 24 ~ 48h 更换一次，效果更好。

治疗：感染控制后行阴茎全切除术，阴茎全切除 + 会阴处尿道造口术。

病理诊断：阴茎鳞状细胞癌并化脓性感染（图 5-26）。

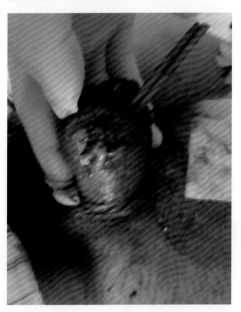

图 5-26 包茎、阴茎癌

例 5：64 岁，包茎并发阴茎肿块半年，右侧腹股沟"岗哨"淋巴结肿大。

病理诊断：阴茎鳞状细胞癌，右侧腹股沟淋巴结转移（图 5-27A）。

例 6：较早期的阴茎鳞状细胞癌行部分切除术，预后较好，笔者做过 12 例早期阴茎癌，采用改进的阴茎部分切除术后，随访 30 年无复发（图 5-27B）。

例 7：阴茎癌浸润到阴囊并阴囊局部感染（图 5-27C）。

阴茎癌晚期，手术行阴茎全切除，尿道会阴造口术（图 5-27D）。

例 8：晚期的阴茎癌必须施行阴茎全切除术，单纯做阴茎部分切除不符合肿瘤学治疗原则，阴茎全切后做会阴造口术，术后患者下蹲位排尿。

预防阴茎癌最有效的措施是在儿童或少年时期做包皮环切术（图 5-27E）。

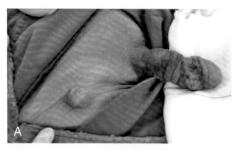
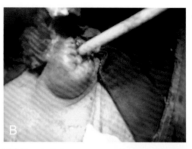
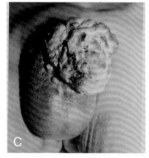
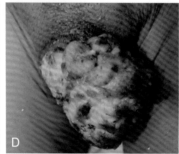
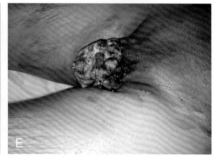

图 5-27　阴茎癌

例 9：手术做阴茎全部切除，必须做尿道会阴造瘘，术后下蹲位排尿。

阴茎癌以手术切除为主要方法，放疗、化疗效果欠佳（图 5-28A）。

例 10：阴茎癌病灶化脓并感染，像死老鼠那样恶臭，用过氧化氢、安多福溶液反复冲洗消炎除臭，拟做阴茎全切除术＋会阴尿道造口术，解决排尿问题。

阴茎癌的发生与包茎直接相关，临床所见这些阴茎癌都是先天性包茎引起（图 5-28B）。

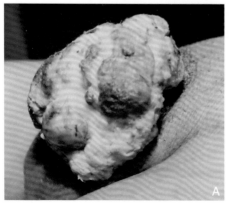
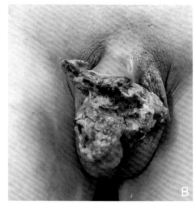

图 5-28　阴茎癌晚期

第六节 阴囊肿瘤

阴囊肿瘤（tumor of scrotum）比较少见，有良性、恶性两种。此患者阴囊新生物半年，整个阴囊及大腿内侧均有炎症浸润，阴囊和会阴部分切除才符合肿瘤学治疗原则，不推荐仅局部切除。

术后病理切片：阴囊皮肤高分化鳞状细胞癌（图5-29）。

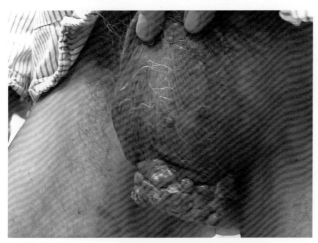

图 5-29 阴囊皮肤高分化鳞状细胞癌

阴囊皮肤高分化表皮样癌（epidermal carcinoma of scrotum）为阴囊表皮上皮癌，癌肿来自阴囊正常组织，无浸润肉膜。

治疗：阴囊部分切除，早期切除效果较好（图5-30）。

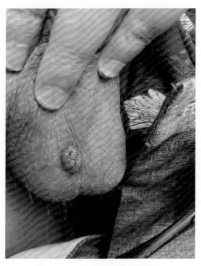

图 5-30 阴囊表皮样癌

第七节 睾丸肿瘤

睾丸肿瘤（testicular tumors）有良性或者恶性之分，可发生在任何年龄段，但多见于5岁以下的儿童，总的来说睾丸肿瘤并不少见。

儿童睾丸肿瘤常为原发性、先天性，如胚胎癌、畸胎瘤等。

青少年睾丸肿瘤常为恶性肿瘤，有原发性和继发性，绝大多数是原发性，根据肿瘤的来源又有生殖细胞肿瘤与非生殖细胞肿瘤，生殖细胞肿瘤产生于曲细精管。

老年人睾丸肿瘤不多见，老年人睾丸肿瘤大多数是恶性肿瘤，肿瘤的病因可能与病毒感染、环境污染，损伤及遗传等相关，睾丸肿瘤与隐睾不无关系，淋巴癌和转移癌很罕见。

睾丸肿瘤和其他肿瘤一样，病因不十分明确，有些病例和睾丸创伤、内分泌障碍，以及隐睾有关。

检查和诊断：睾丸肿瘤位于会阴部体表，肿大，出现包块和疼痛可以及时感觉到，用手触摸能明确肿瘤大小，睾丸体积变大，质地变硬有结节，重量增加，沉重和下坠感等，往往能及时早期就诊。

彩色B超是诊断睾丸肿瘤的最重要筛查措施，CT和MRI可进一步了解睾丸内肿瘤或有无淋巴结转移。

生化肿瘤标记物有甲胎蛋白定量（AFP）和人绒毛膜促性腺激素（hCG）定量等，检测阳性率高。

治疗：外科手术治疗是最重要的方法，根治性切除肿瘤后再做放疗、化疗等。

例1：2岁，两侧隐睾并睾丸发育不良，拟做隐睾下降固定术，手术中见右侧隐睾为囊性病变，考虑畸胎瘤，做睾丸肿瘤切除术。

病理诊断：睾丸囊性畸胎瘤。

睾丸囊性畸胎瘤为良性（cystic teratoma of testis），做根治性睾丸切除术，不必化疗，预后较好，青春期前的囊性畸胎瘤比青春期后的预后更好，手术中所见的睾丸囊性畸胎瘤如图5-31所示。

例2：2岁，家属发现右侧睾丸肿大但无疼痛不适，B超报告睾丸肿瘤，抽血化验：甲胎蛋白（AFP）600μg/L，提示睾丸肿瘤。

治疗：在全麻下做睾丸切除术。

病理诊断：睾丸囊性畸胎瘤（图5-32）。

婴儿卵黄囊癌发生在性腺器官（包括睾丸或卵巢），是一种高度恶性的生殖细胞肿瘤，容易复发、转移，预后较差。

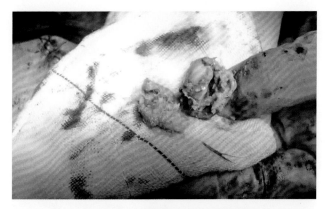

图 5-31　儿童睾丸囊性畸胎瘤

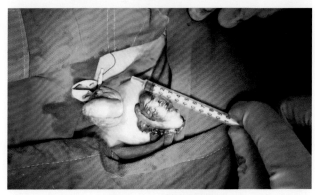

图 5-32　睾丸肿瘤

例 3：2 岁，睾丸肿大，质地硬。做了根治性睾丸切除，还应该化疗，化疗主要采用 PVB 方案，本例采用的是 EB 方案，手术加化疗为最佳方案。（PVB：顺铂＋长春新碱＋博来霉素。EB 或 VIP：顺铂＋依托泊苷＋异环磷酰胺。）

手术后病理诊断：睾丸卵黄囊瘤。

术前甲胎蛋白（AFP）600μg/L，术后甲胎蛋白下降至 0.9μg/L，表明可能预后较好（图 5-33）。

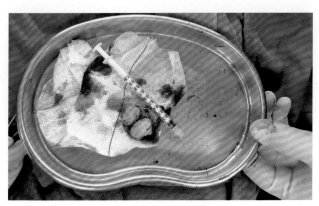

图 5-33　睾丸卵黄囊癌

例4：36岁，睾丸畸胎瘤，切开肿瘤标本可见大量脂质样物质，还有毛发和牙齿、小骨片等。

病理诊断：睾丸良性畸胎瘤。

睾丸良性畸胎瘤虽然是良性，但有些患者有恶变潜能，病理学诊断最为关键，手术后注意随访（图5-34）。

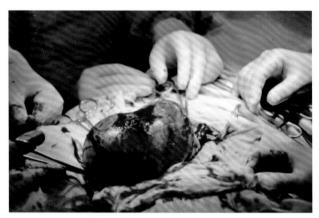

图5-34　睾丸良性畸胎瘤

例5：成人睾丸畸胎瘤，含有毛发、脂质、骨片等，以油脂质物最多。属于良性畸胎瘤，预后较好（图5-35A）。

例6：25岁，左侧睾丸肿胀疼痛8个月。

治疗：手术探查和切除肿瘤。

术后病理诊断：睾丸畸胎瘤（图5-35B）。

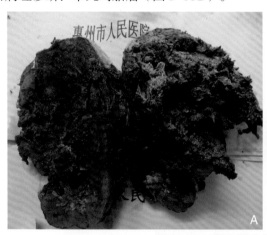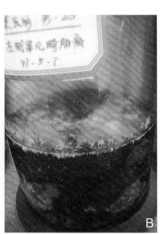

图5-35　睾丸畸胎瘤

例7：14岁，睾丸肿胀疼痛2月余。

睾丸肿胀疼痛的原因自认为是被篮球击伤睾丸两次所致，笔者申请做B超和CT检查均报告睾丸血肿。

手术探查：见睾丸组织质地较硬，非同正常睾丸，行睾丸切除术。

术后病理诊断：未成熟型睾丸畸胎瘤。

畸胎瘤分为成熟性畸胎瘤（良性畸胎瘤）和未成熟性畸胎瘤（恶性畸胎瘤）。良性畸胎瘤里有皮肤、毛发、牙齿、骨片、油脂等，恶性畸胎瘤分化欠佳，没有或少有成形组织，此病早期无不适感，大多体检时发现，预后较差。睾丸肿瘤大体标本形状如图5-36所示。

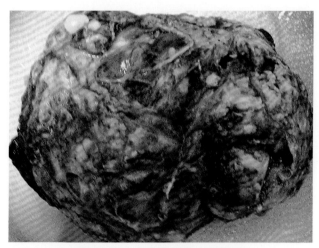

图 5-36　未成熟型睾丸畸胎瘤

例 8：21岁，主诉：左侧睾丸突然肿大疼痛 3d。

当睾丸炎治疗无效果来我院就医。

B 超诊断：左侧睾丸精索扭转。

手术探查：睾丸精索扭转180°，同时可见睾丸肿大约8.0cm×7.0cm×5.0cm大小，质地变硬，切除睾丸，送病理检验。

病理诊断：①左侧睾丸精索扭转。②左侧成熟性囊性睾丸畸胎瘤。

充分表明病理切片极为重要。

睾丸畸胎瘤可分为囊性畸胎瘤、囊实性畸胎瘤或者实性畸胎瘤，囊性畸胎瘤（良性）的预后较实性（恶性）畸胎瘤好（图5-37）。

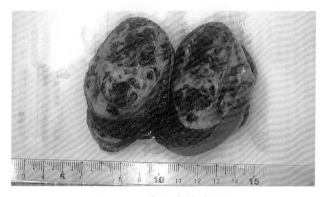

图 5-37　睾丸囊性畸胎瘤

例9：2岁，家属意外发现右侧睾丸大于对侧，但无疼痛不适，质地较硬。

实验室检查：甲胎蛋白（AFP）> 100μg/L（AFP正常值：≤ 25μg/L）。

治疗：手术切除睾丸。

术后病理切片：睾丸卵黄囊瘤（图5-38）。

睾丸卵黄囊瘤（testicular yolk sac tumor）多见于3岁以内的儿童，它是一种生殖细胞良性肿瘤，其预后较好，成人睾丸卵黄囊瘤多为混合性生殖细胞肿瘤，单纯性卵黄囊瘤较为少见，儿童睾丸卵黄囊瘤早期做根治性切除术，可以不必化疗，2 ~ 3年后来我院门诊复查，未见异常。

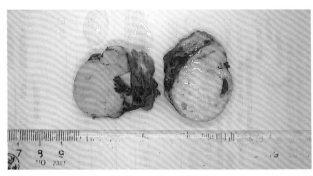

图5-38 睾丸卵黄囊瘤

例10：患者，73岁，2015年在某医院行右侧睾丸切除，病理诊断为睾丸恶性淋巴瘤（malignant lymphoma of testis）（图5-39）。

2017年8月左侧睾丸也肿大，无睾丸疼痛和压痛，第二次来我院就医。

治疗：左侧腹股沟切口，根治性切除左侧睾丸。综合患者全身检查分析，考虑为原发性睾丸恶性淋巴瘤，采用睾丸根治性切除术，术后患者不同意放疗、化疗。

原发性睾丸恶性淋巴瘤由Malassez于1877年首次报道，是一种罕见的恶性肿瘤，预后较差，两侧睾丸恶性淋巴瘤更为罕见。

睾丸胚胎肿瘤（embryonal carcinoma）来源于生殖细胞，为高度恶性肿瘤，常发生在性活动旺盛期30 ~ 40岁的青年人，睾丸胚胎癌约占睾丸肿瘤的20%。

睾丸肿瘤通常容易被发现，因为睾丸位于体表，易于摸到，一旦感觉睾丸肿大，质地坚硬，疼痛或睾丸下坠沉重，重量增加时，必须立即就医，首先做睾丸彩超，筛查抽血化验AFP阳性率高，彩色B超和AFP化验至关重要。

例11：21岁，右侧睾丸肿大，疼痛不适，住院按急性炎症应用抗生素7d，疼痛加重再次住院，化验：血清甲胎蛋白（AFP）1 600μg/L。

治疗方法：根治性睾丸切除术 + 化疗。

手术后第2天化验AFP 400μg/L，第7天30μg/L（正常参考值< 25μg/L）。

病理报告：右侧睾丸胚胎癌（图5-40）。

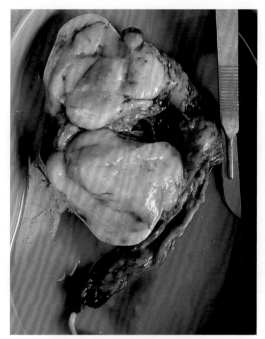

图 5-39 睾丸恶性淋巴瘤

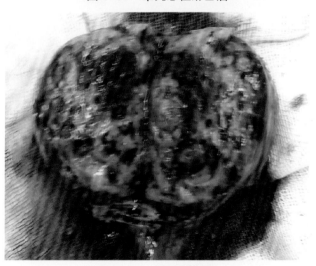

图 5-40 睾丸胚胎癌

睾丸精原细胞瘤（testicular seminoma）起源于睾丸原始生殖细胞，为睾丸最常见的肿瘤，多发生于中年以后，常为单侧性，隐睾容易恶变为睾丸精原细胞瘤，这种肿瘤属于低度恶性，对放疗敏感，预后较好。

例 12：47 岁，左侧睾丸肿大坠痛 6d 入院。

体格检查：左侧睾丸体积比右侧大 8 ~ 10 倍，光滑无结节。

既往史：20 年前做过左侧隐睾下降固定手术。

CT 增强扫描：左侧睾丸肿大，左侧腹主动脉旁有 1.0cm×1.0cm 的淋巴结肿大，考虑隐睾恶变，并不排除癌淋巴转移。

于 1993 年 9 月手术探查和切除睾丸，睾丸肿大，质地较硬，重量增加。

手术后转广州中山大学肿瘤医院放疗＋化疗，未做淋巴结清扫手术，随访 30 年无复发。

病理：睾丸精原细胞瘤（图 5-41）。

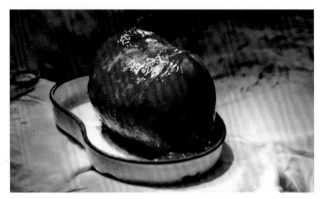

图 5-41　睾丸精原细胞瘤

第八节　精索错构瘤

一般来说，精索错构瘤（hamartoma of spermatic cord）比较少见，人体软组织都可能患错构瘤，常见于脑、肺、肾、乳腺，错构瘤生长较慢，不同的部位，症状不同，肿瘤较小不必手术，较大者术后不易复发。

典型病例：64 岁，左侧精索肿块胀痛不适半年，加重 2d 入院。

既往史：2014 年 1 月 23 日曾因左精索肿块切除，当时病理诊断左侧精索错构瘤。

体格检查：左侧阴囊内睾丸肿块 11.0cm×8.0cm×6.0cm 大小，有大量鞘膜积液。CT 提示：左侧精索血管平滑肌脂肪瘤。

治疗：手术切除肿瘤。术后病理诊断：精索肿块可见血管、平滑肌、脂肪和软骨样组织，符合精索血管平滑肌脂肪瘤（图 5-42）。

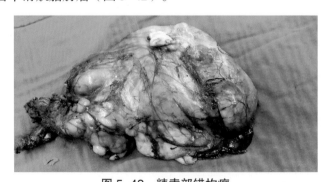

图 5-42　精索部错构瘤

第九节　前列腺增生、前列腺肿瘤

前列腺增生（benign prostatic hyperplasia，BPH）是老年男子常见病之一，病因不明，可能与体内雄性激素和雌性激素水平失衡相关，BPH为实体性，腺体、结缔组织、平滑肌增生，苏联学者把BPH称为"前列腺良性肿瘤"，如同子宫肌瘤一样。

例1：69岁，尿频、尿急、尿等待，尿线无力、尿线分叉，尿滴淋不尽。诊断：前列腺增生（benign prostatic hyertophy，BPH）。

治疗：开放手术前列腺切除。

病理诊断：前列腺增生合并前列腺癌（图5-43）。

手术前诊断良性前列腺增生，术后有3%～5%的患者病理检验时意外发现前列腺增生伴有癌病灶，这种前列腺癌称为"偶发癌"。

大多数偶发癌病理是局灶性，瘤体较小、细胞分化良好，生长缓慢，因而可长期处于潜伏状态，PSA阳性率低，出现疾病进展和转移的情况不多，预后较好。

目前对偶发癌大多采用的治疗方法是双侧睾丸切除和/或加抗雄激素的内分泌疗法，效果较好。

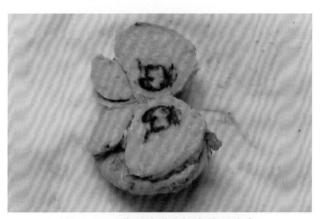

图5-43　前列腺增生偶发前列腺癌

例2：74岁，前列腺增生，从前列腺增生的标本里检查出腺癌病变，这种癌称为偶发前列腺癌（incidental cancer），癌肿尚未浸透到前列腺包膜外（图5-44）。

例3：61岁，前列腺癌做开放手术，全膀胱＋前列腺切除术，去结肠带回肠新膀胱术，术后内分泌综合治疗（图5-45）。

例4：67岁，尿频、尿急、尿不尽、尿等待、排尿不顺畅6～7年。

诊断：前列腺增生（benign prostate hyperplasia，BPH），慢性尿潴留引起双肾积水，肾后性肾功能不全。

治疗：开放手术切除前列腺。

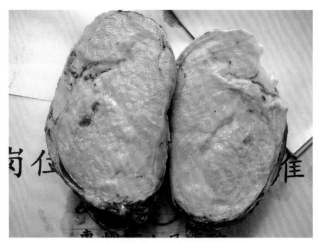

图 5-44　前列腺偶发癌

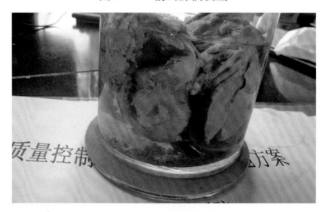

图 5-45　前列腺癌

术后第 2 天，患者尿频、尿急、尿痛，膀胱区痉挛性阵发性疼痛（overactive bladder syndrome，OAB），导尿管、膀胱造瘘管引流和冲洗不通畅，有血块堵塞，疼痛难忍，叫唤不止，误导和迫使医生急诊"二进宫"手术，探查膀胱，膀胱腔前列腺窝里干干净净，无血肿存留和尿潴留。

本次"二进宫"是一次严重的教训，以后凡是有或无 OAB，前列腺切除时一律留置术后硬膜外腔镇痛泵，自从安装了镇痛泵，很多患者都能安全轻松度过围手术期。合并慢性前列腺炎时，OAB 症状较重（图 5-46）。

例 5：开放手术切下的前列腺增生标本（图 5-47）。

前列腺Ⅲ°增大（benign prostate hyperplasia，BPH）引起双肾重度积水（图 5-48），导尿当天患者出现多尿期，每天 4 000 ~ 5 000ml 尿液，而且尿比重较低，慢性肾后性肾功能不全，导尿后多尿期持续 2 周，两个月后肾功能逐渐恢复。

治疗：住院治疗 1 个月后，开放手术切除前列腺。

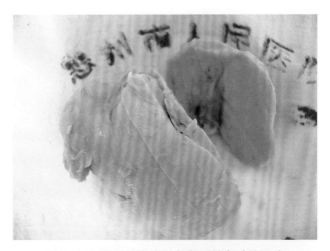

图 5-46 前列腺增生引起肾后性肾功能不全

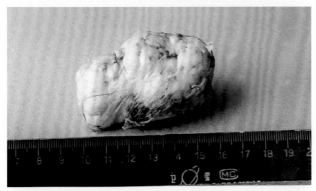

图 5-47 前列腺增生

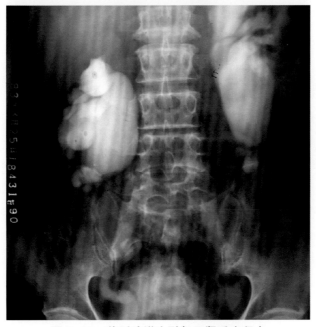

图 5-48 前列腺增生引起双肾重度积水

例 6：81 岁，尿频、尿不尽、尿滴淋、尿不顺畅 10 年，排尿不出 2 周，膀胱影像显示膀胱负影大，表明前列腺太大，显示左上角巨大膀胱憩室，右上角显示膀胱容量较小。

诊断：BPH、膀胱憩室（图 5-49）。

治疗：开放手术前列腺切除＋巨大憩室切除，术后排尿正常。

膀胱憩室有先天和后天之分，本病例膀胱巨大憩室应该是后天性的，因为前列腺肥大引起排尿不畅，长时间的膀胱内压升高，使膀胱壁肌层变得菲薄而向外凸出形成囊状，膀胱憩室有个特点就是患者有"二段排尿"，憩室可以引起炎症和感染，憩室内排空不畅还可以诱发感染、结石、癌变，手术切除憩室时必须同时解除膀胱出口梗阻，即切除增生的前列腺，一次手术解决两个问题，否则，憩室容易复发。

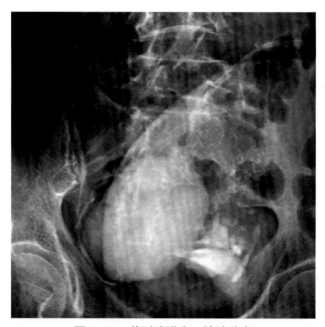

图 5-49　前列腺增生、膀胱憩室

例 7：73 岁，间歇性血尿，尿频、尿急、尿不尽、尿等待 1 年余。

实验室检查：B 超提示前列腺增大，膀胱占位性病变。CT、MRI：前列腺癌晚期并发膀胱癌。前列腺特异抗原（TPSA）＞ 100μg/L。

诊断：前列腺癌晚期并发膀胱癌。

治疗：开放手术，前列腺癌根治术，前列腺膀胱全切除＋回盲肠代膀胱术，手术后综合治疗。

CT、MRI 显示前列腺癌晚期并发膀胱癌（图 5-50A）。

例 8：74 岁，尿频、尿急、尿不尽，排尿不畅伴血尿。MRI：前列腺癌晚期并发膀胱癌（图 5-50B），总前列腺特异抗原（TPSA）＞ 100μg/L，游离前列腺特异抗原（FPSA）＞ 30μg/L。

治疗：睾丸切除 + 口服比卡鲁胺康士德。

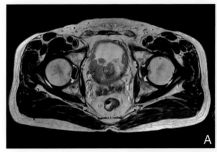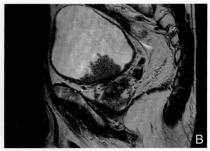

图 5-50　前列腺癌并发膀胱癌

例 9：69 岁，排尿困难，尿频、尿急、尿不尽、尿等待 7 年，加重 6d。

造影见膀胱尿潴留，前列腺不大，右侧肾重度肾积水，左肾未显影，慢性肾功能不全（图 5-51）。

诊断：膀胱出口梗阻（bladoler outlet obstruction，BOO）。膀胱颈挛缩引起排尿困难，慢性尿潴留。

开放手术中发现膀胱颈挛缩（bladder neck contracture），切除挛缩瘢痕 v-y 整形，术后排尿正常，尿流率 18ml/s，术后肾功能逐渐恢复。

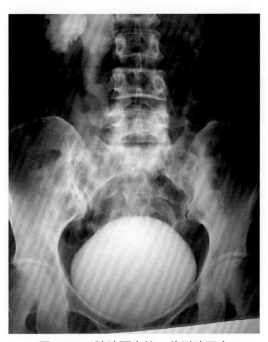

图 5-51　膀胱颈挛缩，前列腺不大

前列腺增生的手术治疗，传统的"金标准"认为耻骨上前列腺切除术是剜出前列腺后缝合缩小膀胱颈口，只允许一根导尿管通过，术后存在 8%～10% 的膀胱颈口出口处狭窄问题。

开放创新手术，前列腺剜除后不缝缩膀胱颈口，颈口宽大 2～3 指可防止膀胱颈狭窄（BOO），术后尿流率 28 ~ 35ml/s（图 5-52）。

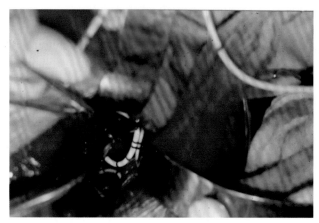

图 5-52　前列腺手术传统术式的创新

例 10：75 岁，排尿不顺畅 12 年。

诊断：前列腺增生（BPH）。

治疗：开放手术，包膜下完整剜出腺瘤，手术后排尿满意。

病理诊断：前列腺增生伴部分不典型增生（prostatic hyperplasia with atypical hyerplasia）（图 5- 53）。

通常认为不典型增生是"癌前病变（precancero）"，不典型增生早期发现，及时治疗，不会进展为癌，对不典型增生必须引起高度重视。

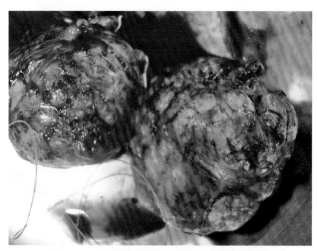

图 5-53　前列腺增生伴部分不典型增生

例 11：51 岁，耻骨上经膀胱切除特大前列腺增生病例。

腺体离体缺血标本大小为 13.0 cm×13.0cm×11.0cm，重 524.2g。病理学诊断：良性前列腺增生（图 5-54）。

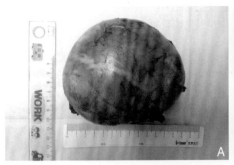
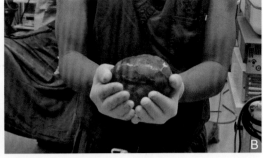

图 5-54　特大良性前列腺增生

例 12：前列腺癌浸润到膀胱三角区（图 5-55），采用腹腔镜根治性全膀胱、前列腺、两侧精囊腺、输精管全切除，回肠代膀胱术。

手术后应用比卡鲁胺康士德等综合治疗。随访 18 个月，患者一般情况良好（图 5-55）。

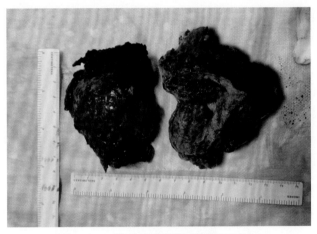

图 5-55　前列腺癌浸润到膀胱三角区

第一节　隐匿型阴茎

隐匿型阴茎（buried penis）常见于肥胖儿童，是因为肉膜发育异常引起的，与肥胖体型导致阴囊、阴茎根底部脂肪垫肥厚是不同的，肥胖时阴茎周围皮下脂肪堆积，易被看作是隐匿型阴茎，用手指向阴茎根部抬起阴茎周边皮肤时，可见到正常阴茎形状，不少儿童身体肥胖，看似阴茎短小。医生嘱平时注意饮食，适当控制进食，少吃高脂肪餐、油腻食品，多运动，防止体形太肥胖。

专科门诊很少看到成年人隐匿型阴茎，因为隐匿型阴茎影响性生活。

治疗：隐匿型阴茎通常在 4 ~ 5 岁时采取手术矫形。

例 1：14 岁，诊断为隐匿型阴茎（图 6-1）。

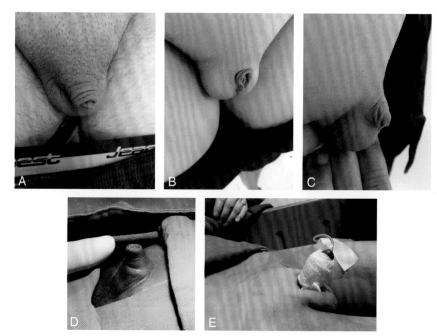

图 6-1　隐匿型阴茎

例2：隐匿型阴茎合并不完全性尿道上裂（图6-2）。

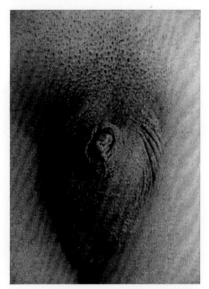

图6-2　隐匿型阴茎并不完全性尿道上裂

第二节　阴茎弯曲

先天性阴茎弯曲（congenital curvature of penis），只有阴茎勃起时可以看得出来，严重者向下弯曲达 ±90°。阴茎弯曲是海绵体白膜发育异常，也就是因为一侧白膜较多，另一侧白膜较少，两侧白膜不对等，勃起时把阴茎扯到另一侧，弯曲可以向上、下、左、右四个方向，当弯曲角度 ≥ 90° 时应该手术矫正，矫正手术前如图6-3所示。

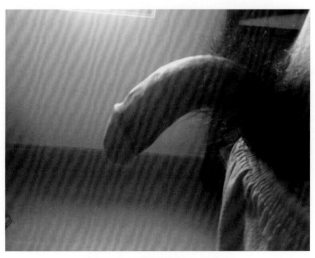

图6-3　阴茎弯曲（术前）

治疗：手术矫正阴茎严重弯曲需在麻醉条件下操作。

手术方法较简单，通常有两种术式，第一种术式是把多余的白膜楔形切除并缝合好，第二种术式是把过多的白膜施行折叠缝扎，用不吸收线缝线扎白膜，收紧该线后可使阴茎弯曲的角度矫正，预置该缝合线还有点技巧的。图 6-4 为矫正术后。

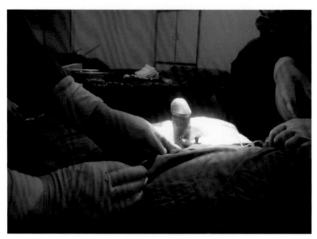

图 6-4　阴茎弯曲矫正（术后）

第三节　先天性尿道上裂

尿道上裂（epispadias）较为少见，是一种尿道背侧融合缺陷所致的先天性阴茎尿道外口畸形，男性患者表现为尿道口位于阴茎背侧，先天性尿道上裂常与膀胱外翻同时发生，胚胎学可视为膀胱外翻的一部分。图 6-5 为男婴完全型尿道上裂。

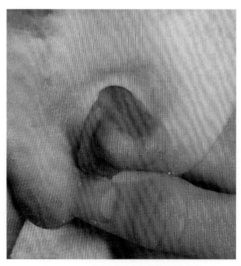

图 6-5　男婴完全型尿道上裂

尿道上裂的手术治疗目的：重建尿道，控制治疗尿失禁，矫正阴茎畸形。

治疗时机：手术必须在学龄前 4 ~ 5 岁为宜（图 6-6）。（摘自：刘进，杨嗣星，王玲珑，等 . 不完全型男性尿道上裂并隐匿型阴茎 1 例 [J]. 中华男科学杂志，2008，2（20）：179-180.）

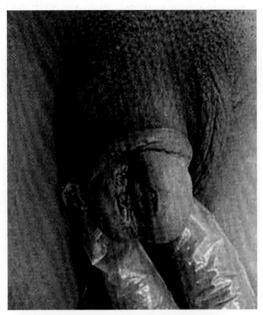

图 6-6　不完全型男性尿道上裂

第四节　先天性尿道下裂

尿道下裂（congenital hypospadias）临床较为多见，是一种先天性畸形，阴茎向下弯曲呈 "∩" 形，尿道开口不在正常位置，不能正常排尿，尿道下裂分为阴茎头型、阴茎型、阴囊型、会阴型，其中阴茎头型、阴茎型占多数。尿道下裂发病率约为 0.8%，是男童最常见的先天畸形。

治疗：应该在学龄前手术，做阴茎伸直和尿道整形，过去手术分二期做，现在多数病例可以一期完成，第一期必须把阴茎下曲矫正，使阴茎充分伸直，第二期重建尿道，尿道下裂成形手术失败率较高。

尿道下裂 I 期手术，彻底切除发育不良的条索状尿道和瘢痕，使阴茎充分伸直，3 ~ 6 个月后做 II 期手术，尿道整形术。近年来把两期手术一次完成，做尿道整形自身材料很多，如阴囊皮肤、阴茎包皮、膀胱黏膜等。

笔者做 40 例儿童尿道下裂，仅做 2 例成年人尿道下裂，他们是 22 岁和 30 岁，22 岁患者是婚后两年未育，原因是阴茎不能伸直勃起，影响正常性生活，膀胱黏膜尿道成形后生育一个女孩。30 岁患者是阴茎畸形未谈女朋友，带血管蒂阴囊转移皮瓣尿道成形，术后已结婚。

膀胱黏膜尿道成形术成功率较高，带血管蒂的包皮转移皮瓣和带血管蒂的阴囊转移皮瓣尿道成形，血供好，手术失败率低。

例1：儿童先天性尿道下裂，阴茎向下弯曲呈"∩"形，完全不能伸直，更不能站立排尿（图6-7）。

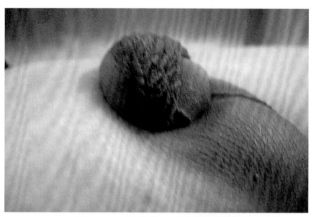

图6-7　男童先天性尿道下裂

例2：儿童阴茎型尿道下裂（图6-8）。

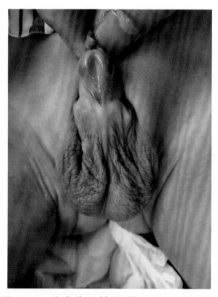

图6-8　儿童先天性尿道下裂（阴茎型）

例3：30岁，未婚，阴茎严重向下弯曲，不能伸直和站立排尿，为严重先天性尿道下裂。手术方法是先彻底清除阴茎腹侧索状瘢痕组织，矫正阴茎下曲，使阴茎充分伸直，然后采用带血管蒂阴囊转移皮瓣尿道成形术，手术后2周拔尿管能正常站立排尿，尿线粗大（图6-9）。

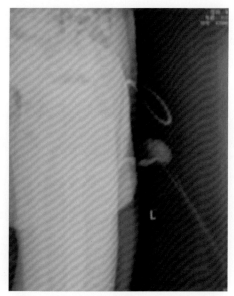

图 6-9　成人先天性尿道下裂手术成功

第五节　阴茎头坏死

阴茎头坏死（penis head necrosis）临床上十分罕见，近年来笔者仅见 3 例，现报告如下。

例 1：51 岁，2 型糖尿病 18 年，高血压 11 年余。

可能是一次大量饮酒后昏迷，酮中毒，酒精中毒引起心源性休克，低血压，并发 DIC，收住 ICU 抢救，发现阴茎头阴囊变黑，缺血性坏疽。这种阴茎头缺血坏死不排除是用去甲肾上腺素过量所致（图 6-10）。

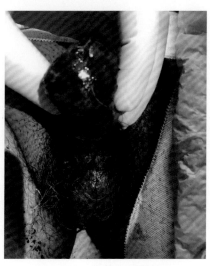

图 6-10　阴茎头严重坏疽

例2：67岁，2型糖尿病40年，不明原因出现严重低血压，休克，可能与糖尿病相关，住ICU抢救时并发DIC，可见阴茎头变黑无血色，其原因可能是应用大剂量去甲肾上腺素使阴茎头缺血干性坏死（图6-11）。

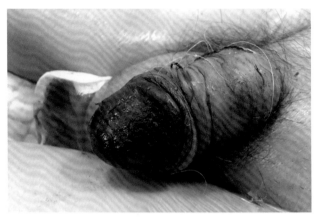

图6-11　阴茎头轻度坏死

例3：65岁，患者咳嗽、咯血3d，CT诊断肺癌晚期，无低血压和休克征象，未用任何收缩血管的升压药物，阴茎异常勃起20d，阴茎头缺血缺氧、变黑、干性坏死，排尿困难，留置导尿管引流尿液。

肺癌晚期在无性刺激的情况下出现阴茎异常勃起，并引起阴茎头干性坏死，这种病例实属罕见，病因不明（图6-12）。

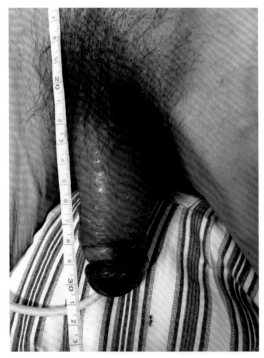

图6-12　阴茎异常勃起，阴茎头缺血坏死

第六节 阴茎皮肤疖肿

阴茎皮肤疖肿（penis skin furuncle swollen）临床常见。

治疗：阴茎皮肤疖肿和身体其他部位脓肿一样，炎症早期 2 ~ 5d，局部红、肿、热、痛，24 ~ 48h 持续局部冷湿敷，促进炎症扩散吸收，7 ~ 8d 时炎症局限，脓肿形成有波动感时，切开排脓引流。

小伙子阴茎皮肤疖肿，局部红、肿、热、痛、功能障碍 4d（图 6-13）。

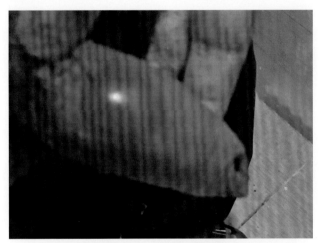

图 6-13 阴茎皮肤疖肿

在某个体诊所做了疖肿剔除清创手术，拟行阴茎皮肤二期缝合（图 6-14）。

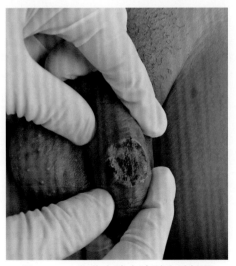

图 6-14 阴茎皮肤疖肿剔除后创面

第七节　阴茎硬化性苔藓样白斑相关性尿道狭窄

阴茎硬化白斑苔藓样相关性尿道狭窄（lichen sclerosus of male genitalia，MGLSc）也称干燥性阴茎头炎、苔藓样硬化（lichen sclerosus，LS）。阴茎头苔藓样硬化病因复杂，与免疫、遗传、感染、损伤、包皮过长、包皮内板严重粘连、包茎有关，病变可引起尿道外口狭窄和/或前后尿道狭窄，导致排尿不畅，尿线细小，排尿困难，尿液呈滴淋状。

笔者在专科门诊见过 30 多例此类患者，以前对 MGLSc、LS 认识不清，给患者做尿道扩张术，其实需要做尿道整形手术，不适合做长期尿道扩张术，越扩越狭窄。

例 1：40 岁，患者排尿不畅，尿线细小 15 年余，15 年前做过包皮环切手术，阴茎头硬化性白斑干燥，包皮粘连，尿道口狭窄（图 6-15）。

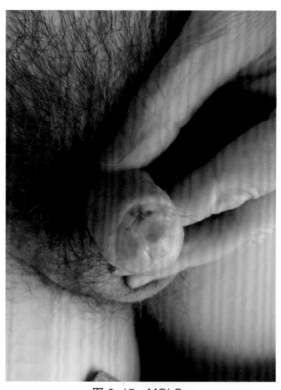

图 6-15　MGLSc

阴茎头苔藓样硬化性白斑相关性尿道狭窄（MGLSc），存在比较严重的排尿困难，手术前只能勉强通过 5 号法制管（图 6-16）。

MGLSc 手术前排尿显示尿线细小，最大尿流率仅有 5ml/s，尿道口和前尿道、后尿道严重狭窄，治疗是比较棘手的（图 6-17）。

MGLSc 手术后可通过 15F（15 号法制）导尿管，解决排尿问题（图 6-18）。

例2：34岁，阴茎头干燥僵硬、苍白、斑痕坚硬，尿道口严重狭窄。诊断为MGLSc（图6-19）。

阴茎硬化性苔藓样白斑相关性尿道狭窄，尿线细小、排尿不顺畅6年，尿道造影显示显著的全尿道狭窄和尿线细小，包皮阴茎头粘连严重，尿道僵硬，膀胱慢性尿潴留（图6-20）。

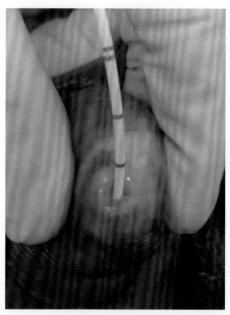

图6-16 MGLSc手术前勉强通过5号法制管

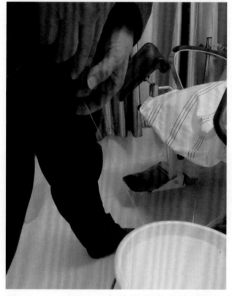

图6-17 MGLSc术前排尿显示尿线细小

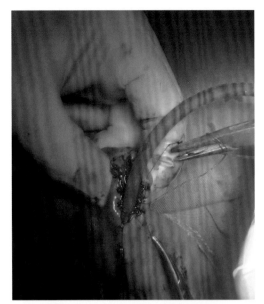

图 6-18 MGLSc 手术解除梗阻

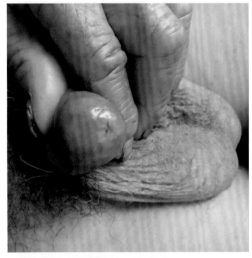

图 6-19 MGLSc

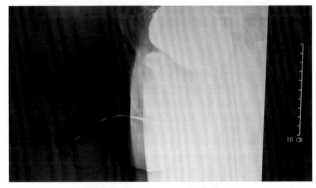

图 6-20 MGLSc 尿道造影

例 3：阴茎硬化性白斑苔藓样相关性尿道狭窄（MGLSc）尿流率检查，最大尿流率 5ml/s（图 6-21）。

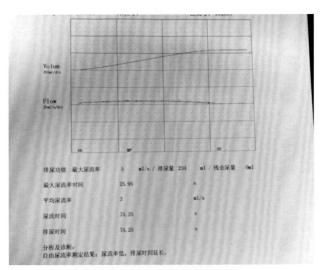

图 6-21　MGLSc 术前尿流率

MGLSc 手术后的尿流率，最大尿流率 24ml/s（图 6-22）。

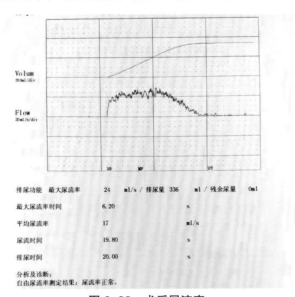

图 6-22　术后尿流率

例 4：MGLSc 排尿困难 10 年，医生认为只是一般的尿道口狭窄，近年来对此病的认识更为清楚，实际上是阴茎头干燥症，治疗比较棘手（图 6-23）。

MGLSc 狭窄程度较严重，尿流率检查：最大尿流率 5ml/s（图 6-24）。

阴茎白色苔藓（white moss of penis）又叫扁平苔藓，皮损特点是阴茎头白色云雾样扁平丘疹，病因不十分明了，只能说可能和感染及免疫功能有关。

治疗上无特效药物，可试用外用药如糖皮质激素霜、维生素 E、维生素 A、他克莫司软膏，或抗霉菌软膏。

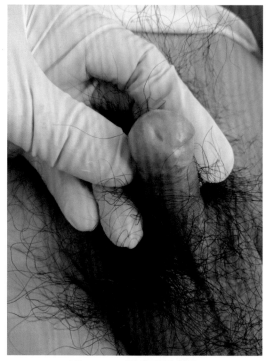

图 6-23　阴茎头干燥症

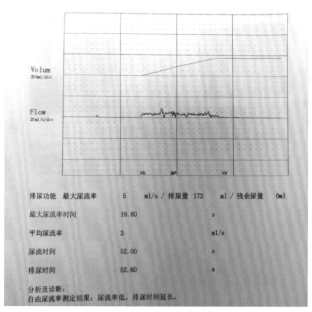

图 6-24　MGLSc 术前尿流率

　　例 5：35 岁，发现阴茎头部冠状沟附近生长出一些白色东西 3 个月余，不痛不痒，无尿频、尿急、尿痛（图 6-25）。

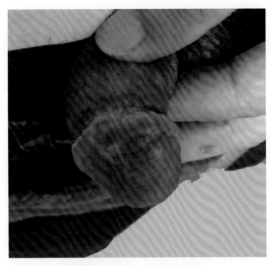

图 6-25　阴茎白色苔藓

第八节　阴茎药疹

阴茎药疹（drug eruption）又称药物性皮炎，单纯阴茎药疹相对少见，通常是使用某种药物引起的皮肤黏膜急性炎症反应。

患者自述口服某种感冒药和抗生素后出现阴茎头部皮损，为药疹表现，临床不多见，也有儿童药疹，药疹无疼痛和不适。

治疗：无须特殊处理。停用某种感冒药或抗生素即可（图 6-26）。

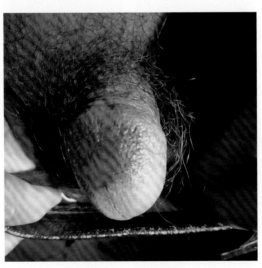

图 6-26　阴茎药疹

第九节　阴茎银屑病

阴茎银屑病（psoriasis）俗称"牛皮癣"，是一种慢性皮肤病，一年四季患病，每年冬季发作或加重，夏季稍缓解，是全身牛皮癣的一部分。

治疗：银屑病目前无特效疗法，但是对小面积的银屑病，皮损处可使用他克莫司软膏，0.1%他克莫司软膏涂抹在患处，薄薄涂抹一层，每天两次有一定的效果，但不能根治（图6-27）。

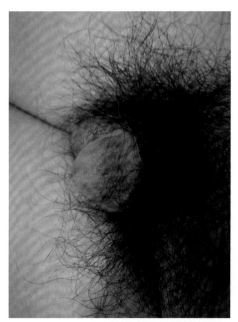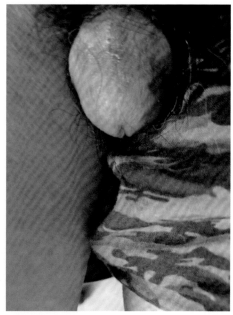

图6-27　阴茎银屑病

第十节　阴茎硬化性淋巴管炎

阴茎硬化性淋巴管炎（sclerosing lymphangitis of the penis）临床多见，阴茎前端包皮内板皮下条索状肿物，有/或无疼痛，挤压时可有疼痛，病因不明，可能与性生活机械性损伤有关，病灶较大可手术切除，但术后容易复发。

治疗：手术切除或口服小金丸有一定疗效，炎症加重时适当口服抗生素（图6-28）。

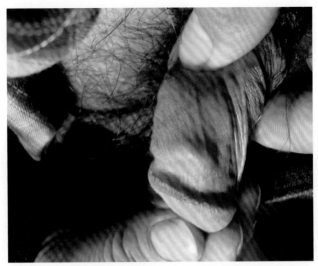

图 6-28　阴茎硬化性淋巴管炎

第十一节　睾丸精索扭转

睾丸精索扭转（torsion of testis）是泌尿外科的常见急症之一，多见于少年儿童，精索和睾丸扭转后，没有及时诊断治疗，就会发生睾丸缺血坏死而被切除。

睾丸精索扭转 360° 时，容易发生睾丸缺血不可逆的坏死，所以及时诊断至关重要，手术后睾丸的存活取决于扭转的时间和程度。

症状和体征：睾丸精索突然扭转后，睾丸剧烈疼痛，患者大汗淋漓，伴有恶心、呕吐，几个小时后阴囊皮肤发红水肿，睾丸肿大、发热、剧痛、触痛。可能误诊为急性睾丸炎、绞窄疝等。

诊断：发病后第一时间因误诊失去保留睾丸机会的不少，凡是突然阴囊睾丸精索处疼痛，睾丸肿大，触痛，必须首先想到睾丸精索扭转。

彩色多普勒（CDFI）超声检查是筛查此病的重要方法，能清楚地看到睾丸精索血供正常与否，可以了解是否有坏死，睾丸核素显像也有助诊断，早期准确无误的诊断是关键，必要时手术探查也是一种传统的诊疗措施，根据体征和彩超诊断一般不困难。

治疗：手术给扭转的睾丸复位是关键的治疗，睾丸不可逆的梗死或坏死，做睾丸切除术。视扭转程度不同，病程短、早期缺血不严重、轻度变黑的，松解扭转后用热盐水纱布热敷，观察 15min 血供能否恢复，尽量保留睾丸。对侧睾丸做适当的缝一针固定在阴囊肉膜上，防止以后再次发生扭转。治疗时机：有学者认为睾丸扭转缺血缺氧 2h，睾丸的生精功能和内分泌功能不受影响，缺血缺氧 4h，生精功能和内分泌功能受影响，缺血缺氧 6h 无生精作用、内分泌受损，缺血缺氧 10h，没有生精及内分泌作用。医生对所有诊治的睾丸扭转缺乏随访。

例1：20岁，右侧睾丸疼痛2h。某三甲医院当急性睾丸炎治疗3d无效，转来广东省惠州市人民医院就医，急诊手术探查见睾丸精索扭转360°、变黑、缺血坏死（图6-29）。

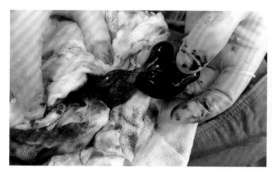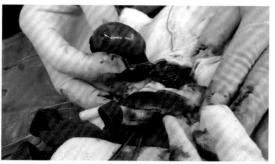

图6-29　睾丸精索扭转

例2：17岁，右下腹疼痛2h。在某医院当急性阑尾炎治疗，并且急诊切除了阑尾，患者仍然睾丸疼痛，第4天转来广东省惠州市人民医院就医，笔者诊断为右侧睾丸精索扭转。

检查：彩超（CDFI）诊断右侧睾丸扭转，血供不明显，局部有渗出液。

治疗：手术探查并切除已坏死的睾丸（图6-30）。

误诊误治引发医疗纠纷，患方投诉到某省卫生厅，笔者以专家的身份参加过某省医疗技术事故争议鉴定会，恰巧遇上此病例。结论：医方负主要责任，患方负次要责任。

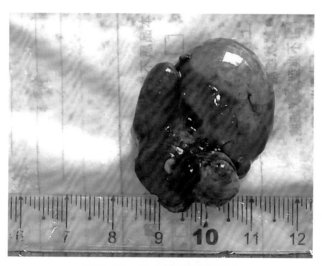

图6-30　睾丸精索扭转坏死

例3：12岁，右侧睾丸疼痛5d，在某医院泌尿外科门诊按急性睾丸炎治疗10d，睾丸剧痛，转来广东省惠州市人民医院后急诊手术探查见睾丸附睾坏死，睾丸精索扭转360°，手术切除已坏死的睾丸送病检（图6-31）。

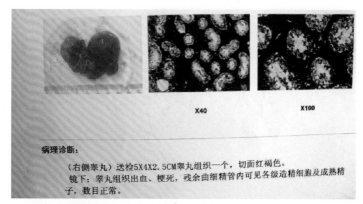

病理诊断：

（右侧睾丸）送检5X4X2.5CM睾丸组织一个，切面红褐色。

镜下：睾丸组织出血、梗死，残余曲细精管内可见各级造精细胞及成熟精子，数目正常。

图 6-31　手术切除已坏死的睾丸送病检

例 4：2 岁，左侧睾丸精索严重扭转并已坏死，手术切除睾丸（图 6-32）。

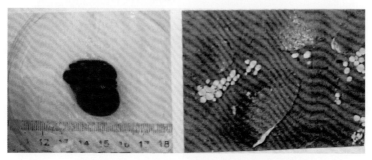

图 6-32　2 岁男童左侧睾丸精索扭转坏死

例 5：3 岁，诊断左睾丸扭转坏死，病理检验意外获得睾丸成熟性囊性畸胎瘤诊断。说明病理细胞学检查是多么重要（图 6-33）。

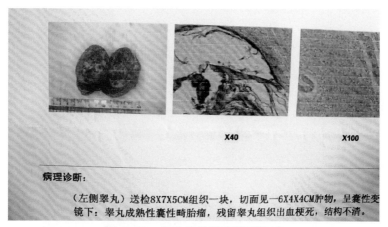

病理诊断：

（左侧睾丸）送检8X7X5CM组织一块，切面见一6X4X4CM肿物，呈囊性变。

镜下：睾丸成熟性囊性畸胎瘤，残留睾丸组织出血梗死，结构不清。

图 6-33　睾丸成熟性囊性畸胎瘤

例 6：病例资料不详，诊断睾丸精索扭转，手术中见睾丸精索扭转大于 360°，扭转时间过长并发坏死，没有保留的意义（图 6-34）。

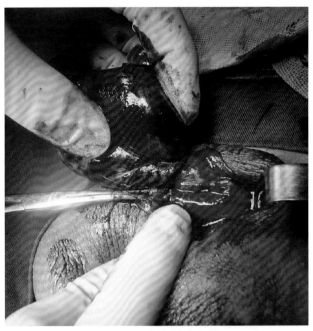

图 6-34　睾丸精索扭转

例 7：11 岁，突然右侧睾丸疼痛 3h 来门诊，小孩面色苍白，右侧睾丸持续性疼痛，阴囊无红肿，有压痛，腹股沟沿精索压痛，彩超提示精索睾丸血供减少。紧急手术探查：睾丸变黑，睾丸精索扭转 360°（图 6-35）。

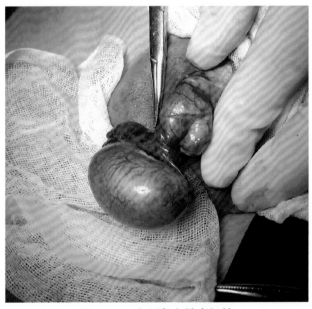

图 6-35　右侧睾丸精索扭转

用热生理盐水纱布湿敷 20min 后右侧睾丸由黑转红润，与左侧正常睾丸血供比较，血供好转，在正确的时间，遇上正确的医师得到正确的诊断，做出正确及时的手术治疗，扭转 3h 的睾丸获救（图 6-36）。

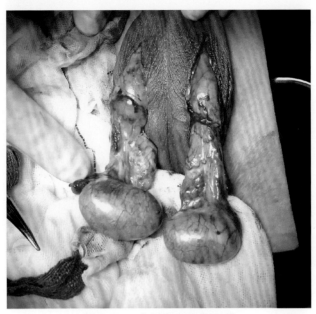

图 6-36　右侧睾丸恢复血供

例 8：12 岁，左侧睾丸疼痛 5h 入院，彩超（CDFI）提示左侧睾丸扭转，急诊手术探查：精索过长，睾丸精索扭转 360°，睾丸缺血变黑（如 6-37）。

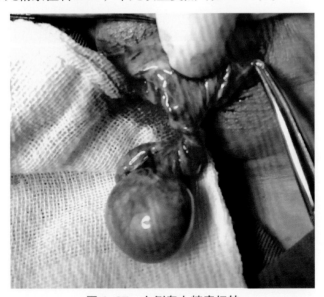

图 6-37　左侧睾丸精索扭转

睾丸精索扭转 5h，手术中复位，用热生理盐水湿敷 15 ~ 20min 后睾丸变红润，保留睾丸。1 周后随访，睾丸体积稍大于对侧（图 6-38）。

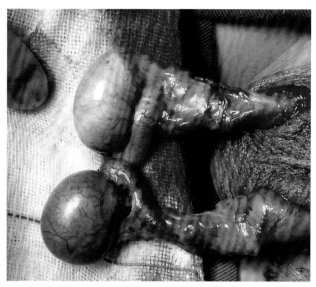

图 6-38　术后左侧睾丸体积稍大于右侧

例 9：3 岁，突然左侧睾丸剧烈疼痛 5h。检查：阴囊皮肤红肿，阴囊水肿增大，睾丸和精索压痛，彩超（CDFI）提示睾丸精索扭转（图 6-39）。

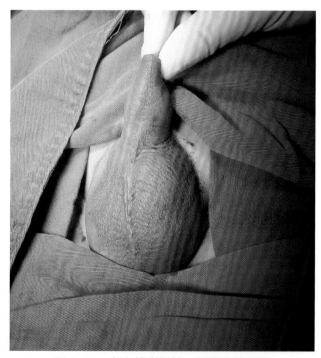

图 6-39　睾丸精索扭转，阴囊红肿压痛

手术中可见睾丸精索扭转，睾丸附睾已经变黑，差不多已缺血坏死（图 6-40）。

手术松解精索扭转，解除梗阻，用生理盐水湿热敷睾丸 20min，睾丸血色恢复正常，放回阴囊（图 6-41）。

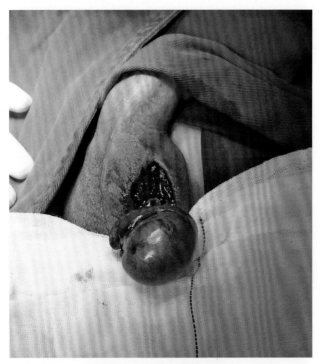

图 6-40 睾丸附睾变黑

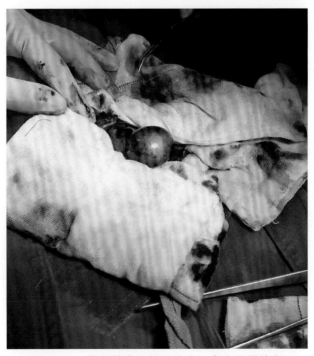

图 6-41 睾丸精索扭转手术中，睾丸血供恢复

例 10：17 岁，睾丸精索扭转 6h，手术探查显示睾丸已经变黑（图 6-42）。

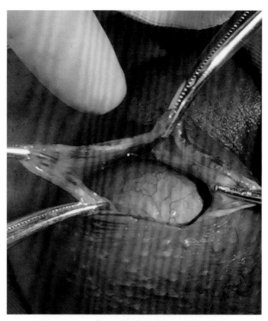

图 6-42　睾丸精索扭转手术探查中

睾丸精索扭转，精索过长，松解扭转后睾丸有血供，由黑色转为淡红色，主刀医生同意患者家属要求决定放回阴囊观察，估计睾丸以后也无多大功能或者会萎缩（图 6-43）。

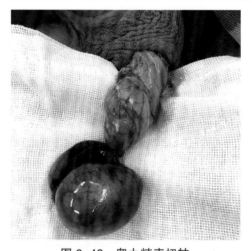

图 6-43　睾丸精索扭转

第十二节　精索静脉曲张

精索静脉曲张（varicocele，VC）是一种精索静脉血管病变，由精索蔓状静脉丛的异常扩张、伸长和迂曲、静脉血回流瘀滞所致，精索静脉曲张、温度升高，可引起睾丸生精功能下降，是男人不育的常见原因，精索静脉曲张Ⅲ°的患者有时感觉阴囊坠胀不适。此病多见于青壮年，发病率占正常男子人群的10%左右，男子不育症患者中有20%～40%与精索静脉曲张有关，以左侧静脉曲张多见。

诊断：患侧阴囊或睾丸有坠胀感或坠痛，阴囊肿大，站立时患侧阴囊及睾丸下垂于健侧，阴囊皮肤表面可见扩张、迂曲之静脉。视诊、触诊有"蚯蚓状"软性肿块感，平卧可使症状减轻或消失。Valsalva试验：患者站立吸气、收缩腹部时，可触及静脉曲张的团块视为Valsalva阳性，做B超也应该收缩腹部，动态观察"蚯蚓状"精索静脉（图6-44）。

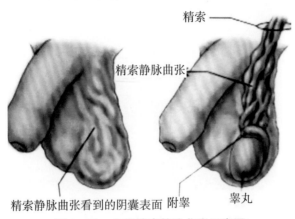

图6-44　左侧精索静脉曲张示意图

例1：14岁，包皮过长，左侧精索静脉曲张，无临床症状。在诊断左侧精索静脉曲张时，必须和"胡桃夹（NCS）"综合征相鉴别（图6-45）。

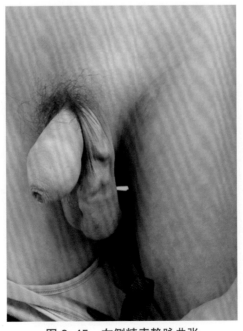

图6-45　左侧精索静脉曲张

例2：66岁，本病例左肾周围腹膜后巨大肿瘤，肿瘤压迫左肾静脉引起左侧精索静脉回流不畅而曲张，此为继发性精索静脉曲张，在诊断和检查精索重度曲张时，必须了解有无"胡桃夹（NCS）"综合征或腹膜后肾周围肿瘤压迫左肾静脉（图6-46）。

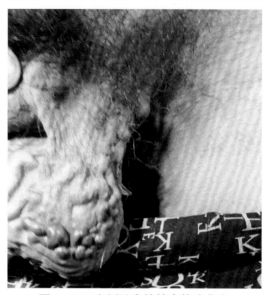

图6-46　左侧继发性精索静脉曲张

例3：30岁，左侧精索静脉曲张，左侧睾丸有下坠感，化验精液显示弱精症，精子数量、质量均不达标，严重的精索静脉曲张会影响精子的质量，精索静脉曲张时静脉血液回流障碍，局部静脉瘀血，睾丸温度升高，患侧睾丸产生毒素（抗精子抗体）影响对侧睾丸功能，使对侧睾丸生精功能障碍，因为两侧睾丸存在丰富的静脉交流网。

治疗：中至重度的精索静脉曲张（VC）尽早手术治疗，笔者的经验不主张腹腔镜手术治疗，因为腹腔镜手术后的病例复发率高（图6-47）。

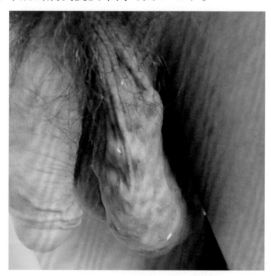

图6-47　左侧精索静脉曲张

第十三节　"胡桃夹"综合征

"胡桃夹"（nutcracker syndrome，NCS）综合征也叫左肾静脉压迫综合征，左肾静脉回流到下腔静脉的途中，被腹主动脉和肠系膜上动脉之间夹角夹锁，形象比喻为"胡桃夹""核桃夹"，称之为"胡桃夹"综合征，左肾静脉被肠系膜上动脉和腹主动脉夹卡，引起左肾静脉回流障碍，左肾静脉压升高，出现左侧精索静脉瘀血和曲张。

左肾静脉受压、静脉血回流受阻，引起左肾静脉瘀血并引发左肾功能损害，血尿或蛋白尿。诊断时做 B 超或 MRI，了解左肾静脉受压、瘀血和扩张情况。凡是左侧中度、重度精索静脉曲张者，应该做排除性诊断，了解是否为"胡桃夹"综合征（图 6-48、图 6-49）。

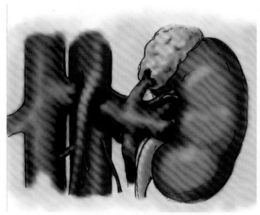

图 6-48　左侧肾静脉"胡桃夹"现象

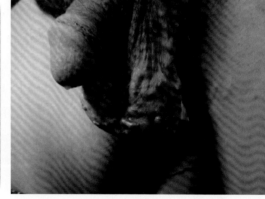

图 6-49　"胡桃夹"综合征（左侧精索静脉曲张）

图片显示正常的左肾静脉（left renal vein）、肠系膜上动脉（SMA）、腹主动脉（AO）。左肾静脉受夹挤显示肠系膜上动脉角度改变，形成所谓的"胡桃夹（NCS）"，不同程度地夹住了左肾静脉，使左精索静脉、左肾静脉血回流不畅，左肾静脉压升高，左肾脏静脉血瘀滞，形成"胡桃夹（NCS）"肾病、血尿、蛋白尿和腰痛，以及左侧精索静脉曲张等。

治疗："胡桃夹（NCS）"综合征的治疗，轻者无须治疗，重者可以手术治疗，开放手术、左肾静脉切断，肾静脉端端吻合到肠系膜上动脉的前面，这就解除了左肾静脉受压。介入治疗：在左肾静脉受压处放置静脉腔内网状支架管，扩大静脉管腔，有利于肾静脉回流。不少专业期刊报道过这两种治疗方法。

第十四节　隐睾（儿童睾丸发育不良）

隐睾（cryptorchidism）又称睾丸未降，是儿童常见病之一。新生儿的发病率为 1% ~

7%，成人发病率占 0.2%，单侧多过双侧，腹膜后隐睾占 25%，腹股沟区占 70%，阴囊上部占 5%。发病原因：双侧隐睾多为内分泌不足，精索纤维化影响睾丸下降，精索过短，睾丸提睾丸肌发育不良，阴囊发育不良，睾丸发育不全，附睾缺如，机械性受阻等。

治疗：不论是何种原因的隐睾，应该在 1 ～ 2 岁进行手术治疗。

例 1：2 岁，隐睾，腹股沟区开放手术中可见睾丸发育不良。

这类型的隐睾、睾丸发育不良可能并非隐睾所致，可能是睾丸先天性发育不良，如果是两侧睾丸发育不良，要考虑是否为内分泌因素造成，应用绒毛膜促性腺激素，单侧隐睾并睾丸发育不良不是内分泌引起的（图 6-50A）。

例 2：3 岁，腹股沟区开放手术中所见隐睾、睾丸发育不良（图 6-50B）。

例 3：2 岁，隐睾，睾丸精索发育不良，对侧睾丸发育正常（图 6-50C）。

例 4：有些隐睾合并睾丸发育不良，2 岁手术可能为时已晚，有些患儿先天性睾丸发育不良并隐睾，即使尽早手术，效果也是不佳的。

笔者所见 1 岁男童做隐睾手术时，可见睾丸发育不良，是因为睾丸先天性发育不良才未下降到阴囊，不是隐睾造成的睾丸发育不良（图 6-50D）。

例 5：2 岁，右侧隐睾，手术见右侧睾丸发育不良，左侧睾丸代偿性增大。以笔者经验来看，婴幼儿单侧隐睾多为机械性梗阻或睾丸本身发育不良，即使肌肉注射 hCG 治疗，试图促使睾丸下降到阴囊，也往往起不到多大的效果（图 6-50E）。

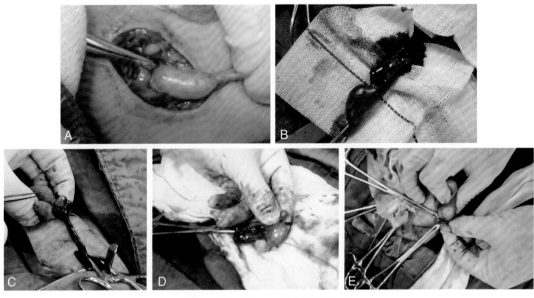

图 6-50 隐睾、睾丸发育不良

例 6：30 岁，右侧隐睾 30 年，右腹股沟区出现肿块并且隐胀痛 1 月余，B 超诊断隐睾并发睾丸肿瘤。化验 AFP1 500μg/L。

治疗：手术探查所见睾丸肿大呈结节状，中间部位质地不均匀而且质地较硬，可能是睾丸肿瘤（图 6-51）。

手术切除睾丸肿瘤，剖开睾丸标本可见睾丸中间大部分为肿瘤病变，睾丸周边正常组织较少。

病理诊断：睾丸精原细胞瘤。

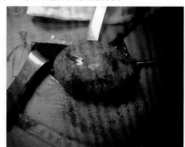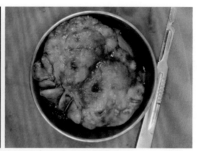

图 6-51　成人隐睾并发睾丸精原细胞瘤

第十五节　成人睾丸发育不良

成人两侧睾丸发育不良（testicular dysplasia in adults，TDA）的患者不少见，发病率为 1%～1.5%，男性不育中，TDA 占 20%。久婚后不育，经检查可见两侧睾丸很小，精液量少，镜下无精子。

成人两侧睾丸发育不良的原因：性激素水平下降，促性腺激素减退或性腺功能低下，垂体微腺瘤，染色体异常，克氏综合征，睾丸精曲小管发育不良，局部解剖因素，个别病例可能是在胚胎时睾丸血供不好，发生睾丸精索扭曲导致睾丸发育不良，青春期患过病毒性腮腺炎睾丸炎，从事过放射性工作损害睾丸等。

典型病例：35 岁，结婚 4 年，妻子一直未能为他家生得一男半女，婆婆还责备儿媳的不是，双方来专科门诊体检才知道是儿子的睾丸发育不良，化验证实为无精子症。

成人睾丸发育不良目前尚无有效治疗方法，他们未做婚前体检，就诊时发现睾丸发育不良，化验精液显示无生育功能，他完全无心理准备（图 6-52）。

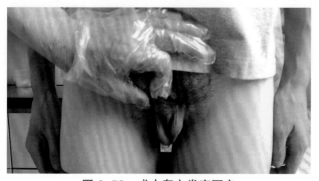

图 6-52　成人睾丸发育不良

第十六节　急性阴囊湿疹

急性阴囊湿疹（acute scrotal eczema）是比较常见的一种男性生殖器皮肤病，病变多见于阴囊皮肤。阴囊皮肤弥漫性发红、渗出和糜烂，渗出大量黄色液，流到之处即出现皮肤溃烂，瘙痒难忍，抓后破溃，并发细菌感染时疼痛，伴有自主神经功能紊乱等症状。笔者对急性阴囊湿疹采取呋喃西林溶液持续冷湿敷，或者用炉甘石洗液，效果较好，千万不可以用肥皂水或热水洗，必要时加服皮质激素。一般 15～30d 可自愈，急性阴囊湿疹治愈后也可能容易复发，治疗过几例，可惜没有拍照片，此处借用学习图片（图 6-53）。

（吴志华，王正文，林元珠，等．皮肤性病学 [M].广州：广东科学技术出版社，1992.）

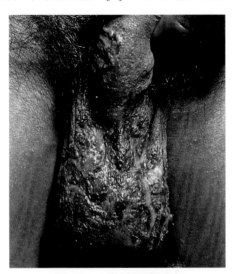

图 6-53　急性阴囊湿疹

第十七节　慢性阴囊湿疹

慢性阴囊湿疹（chronic scrotal eczema）是男科门诊常见的皮肤病（图 6-54），病因复杂，与多种内外因素相互作用有关，通常认为与变态反应有关，其他影响因素也很多，可能与过敏因素有关，内分泌失调、自主神经功能紊乱也可诱发本病。

自主神经功能紊乱也叫自主神经功能失调，自主神经由交感神经和副交感神经两大系统组成，支配心肌、平滑肌、内脏活动和腺体分泌，受大脑皮质和下丘脑支配和调节，不受意志控制，所以被称为自主神经，正常情况下，人体交感神经和副交感神经相互制约平衡，互相调节，这就是自主神经的功能，如果功能失去平衡，就会出现心理性障碍、头晕目眩、精神紧张、情绪激动、失眠多梦、肠胃功能紊乱等。极少数患者还伴有"缩阳症"的表现。

治疗：患者自己学会自我心理调节，传统中医中药有效果，保持裤裆透气，穿宽松的棉质内裤，及时换洗，阴囊瘙痒时，尽量勿过度搔抓，越抓越痒，不能用热水洗，不能用肥皂洗。

阴囊慢性湿疹（chronic scrotal eczema）患病时间太久，因瘙痒不断地搔抓，使阴囊的皮肤干燥肥厚，皱纹变深，呈"核桃皮"状。

治疗：保持良好心态，心情舒畅，尽量不用手抓痒，越抓越痒，不能用热水洗，避免用碱性肥皂洗。适当应用抗组织胺药，口服地氯雷他定 5mg，每日 1 次，肤疾宁膏、皮质类固醇霜等药膏局部外涂可缓解症状。

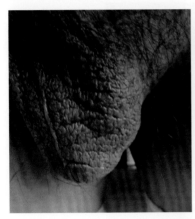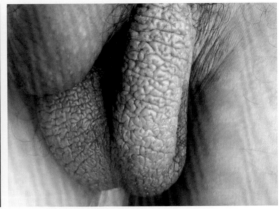

图 6-54　慢性阴囊湿疹

第十八节　睾丸精索鞘膜积液

睾丸精索鞘膜积液（testicular spermatic cord hydrocele）是门诊常见的小儿疾病，正常的鞘膜囊内有少量的液体，对睾丸上下运动起润滑作用，当鞘膜囊内液体积量太多时称之为鞘膜积液。如果长期慢性鞘膜积液的张力太大，压力过高，会对睾丸生长发育不利，甚至引起睾丸萎缩，应该尽早手术治疗。

睾丸鞘膜积液（testoidal sheath effusion）有原发性和继发性两种，在此不讲继发性鞘膜积液。积液在睾丸鞘膜腔内形成囊性包块，和腹腔不相通，肿大的阴囊摸不到睾丸，用手电筒做透光试验为阳性，B 超可明确诊断。

精索鞘膜积液（spermatozygous membrane effusion）有交通性和非交通性，当精索鞘状突没有完全闭合形成独立囊性包块，称为非交通性鞘膜积液，精索鞘状突没有闭合，和腹腔相通，腹腔的液体进入鞘膜腔内叫交通性鞘膜积液，进入鞘膜突腔内的是小肠或大网膜，为腹股沟斜疝。

鉴别诊断：①与腹股沟斜疝鉴别，斜疝有腹痛，阴囊透光试验阴性。②与睾丸肿瘤鉴别，睾丸肿瘤是实体性肿块，质地较硬，透光试验阴性，多普勒超声仪可以协助明确诊断。③与低蛋白性水肿鉴别，低蛋白血症和肝肾功能障碍者，整个阴囊和阴茎皮肤呈凹陷水肿。

治疗：鞘膜积液穿刺抽水容易复发，手术治疗效果好，较小的睾丸鞘膜积液不需要治疗，继续观察，偏大的鞘膜积液可以行睾丸鞘膜翻转手术。精索鞘膜交通性积液合并斜疝的按斜疝的方法处理，同时做精索鞘膜翻转术，近年来采取腹腔镜手术，经腹腔高位鞘状突荷包缝扎。

例1：1岁大，婴儿右侧交通性睾丸精索鞘膜积液，透光试验阳性（图6-55）。

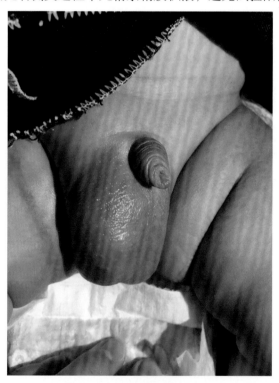

图6-55 睾丸精索鞘膜积液

采用全麻下腹腔镜手术，内环口处预置好荷包缝合线。腹腔镜下收紧内环口高位荷包缝合线，手术完毕，手术后腹腔液体或小肠、大网膜不会进入鞘膜腔，但也有复发的（图6-56）。

例2：成人睾丸鞘膜积液。成人睾丸鞘膜积液的原因可分为原发性和继发性，原发性无明显原因，可能是睾丸鞘膜分泌量增加，病程发生发展缓慢。继发性可以找到原因，多为继发于某个疾病引起的鞘膜积液，如睾丸炎、附睾炎、肿瘤、腹水、低蛋白血症。

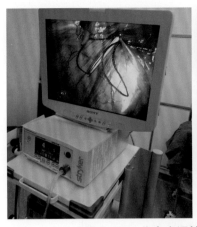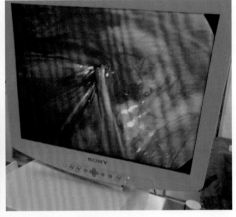

图 6-56 儿童交通性鞘膜积液的腹腔镜手术治疗

鞘膜积液的原因很多，大体可分为交通性与非交通性两种。交通性鞘膜积液形成与疝气相似。随睾丸下降至阴囊的腹膜形成睾丸鞘膜后，与腹腔相连的小管（即腹膜鞘突未闭塞）因孔隙较小，肠管不能进入睾丸鞘膜内，但腹腔液体可进入，从而形成睾丸鞘膜积液，平卧时液体可经小管流回腹腔，故称交通性。若平卧时液体不能流回腹腔，说明上方小管已闭塞，称为非交通性。睾丸、附睾的炎症，外伤，局部渗出多而吸收差也可形成非交通性积液。

鞘膜积液与腹腔相通，腹腔的液体进入鞘膜腔，稍大的鞘膜积液应该手术治疗（图 6-57）。

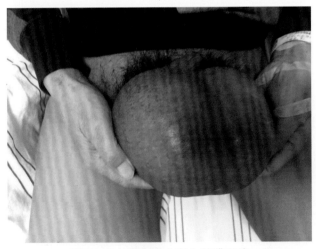

图 6-57 成人巨大睾丸鞘膜积液

第七章
泌尿生殖系统损伤

第一节　肾损伤

肾损伤（kidney injury）是泌尿外科常见病之一，从理论上说肾脏位于腹膜后，解剖位置隐蔽，一般不易受伤。中国大陆有人报道肾损伤发病率占腹部损伤的 14.1%，严重肾损伤常为复合伤，通常讲的肾损伤是意外受伤，不包括医源性肾损伤（如 ESWL、PCNL）。笔者 1982—2011 年的病案资料共诊治肾损伤 79 例，男 72 例，女 7 例，年龄 5 ~ 73 岁，平均年龄 24.5 岁，肾损伤绝大多数为闭合性，车祸 53 例，高处坠跌伤 15 例，走路不慎跌伤 1 例，踢打伤 4 例，塌方挤压伤 5 例，刀刺伤 1 例，其中伴出血性休克 25 例，合并脑震荡 21 例，重型颅脑损伤 4 例，肝破裂 4 例，同时有脾破裂 6 例，血气胸 2 例，腰椎和四肢多处骨折 5 例。

79 例肾损伤中 73 例做了 B 超，68 例做了 CT 扫描，表现为腰痛 + 肿块 + 血尿 66 例（83.54%），镜下血尿 11 例（13.92%），无血尿 2 例（2.53%）。有 1 例（1/79）车祸重度肾损伤合并重型颅脑损伤死在急诊科。

治疗：轻度肾挫伤 59/79 例（74.68%），主要是保守治疗，有 1 例保守治疗 14d 后并发脓肾，采取脓肾切开引流术，手术治疗中重度肾损伤 19/79 例（24.05%）。

例 1：女，73 岁，因不慎跌倒致原本右侧巨大积水的肾破裂大出血，出血性休克，腹膜后有大量积水和积血。手术中见肾周粘连严重，探查：巨大肾积水破裂，形似"泄气的皮球"（图 7-1）。

例 2：中年人因车祸致严重左肾外伤，出血性休克，急诊入院，来不及做相关检查，立即进手术室开刀抢救，手术中发现左肾脏粉碎，主刀医生右手控制住肾蒂，令助手扩大切口充分显露术野，切除伤肾，患者安全返回病房。

同一车祸的另外一个患者，肝破裂收住普外科，普外科的年轻医生送患者做 CT 扫描、血常规、心电图等检查，诊断明确后进行手术，拟剖腹探查行肝修补术，不料患者进入手术间就失去了抢救机会，为完善检查而延误了手术抢救时机，两个年轻的患者一阳一阴天地壤（图 7-2）。

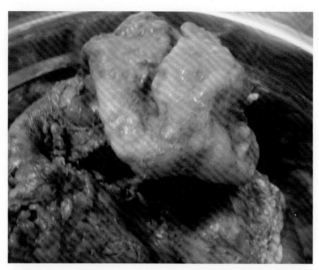

图 7-1　右肾巨大积水破裂，形似"泄气的皮球"

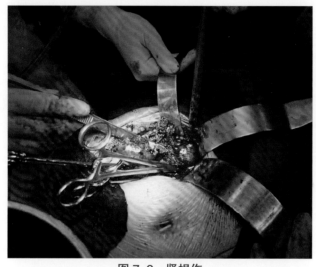

图 7-2　肾损伤

例 3：男，8 岁，遭受车祸，外伤性出血性休克，手术中见左侧肾脏已经粉成碎片，没有修补的意义，对侧肾功能正常，为了止血救命，必须行左侧伤肾切除（图 7-3A）。

例 4：男，7 岁，被小四轮汽车撞伤，失血性休克，手术见右侧肾脏已完全横断伤，无法修复，在伤肾大出血的情况下必须从快切除（图 7-3B），探查对侧肾脏正常，快速输血、输液纠正休克，7 岁小孩竟然记住了肇事者车牌号码，司机逃逸被交警抓获归案。

术后随访：交通事故鉴定为 8 级伤残。

例 5：男，22 岁，药引起严重肝肾损害。因为感冒头痛，一次误服索米痛片 5 片，当天晚上腹痛，第 2 天腹痛加剧并出现血尿，第 6 ~ 7 天出现黄疸、肝肾综合征、肾衰竭、少尿甚至无尿。

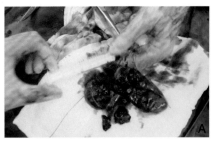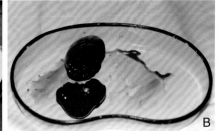

图 7-3　儿童肾损伤

急诊血液透析治疗，患者神志清楚，腹痛、腹胀加剧，全腹压痛、反跳痛、腹肌紧张，血压 90/60mmHg，心率 120 次 /min，呼吸 28 次 /min。腹腔穿刺：有不凝固鲜血，B 超提示腹腔大量积血。患者处于失血性休克状态。

急诊手术探查：会诊时普外科医师不愿意手术，笔者有担当，大胆将患者转泌尿外科行剖腹探查术，清除腹腔积血 1 100ml，右侧腹膜后肾周围血肿 1 000 多克，未见肾脏破裂，双肾高度肿胀、体积增大，张力之大、压力极高，右肾缺氧青紫变黑，纵行切开右肾包膜减压后，肾脏体积忽然松绑变大、色泽变红润、张力变小，未见活动性渗血，依层关腹。

抢救手术过程中输全血 3 个单位，输胶体晶体液 3 000ml。

继续血液透析的第 4 周终于出现多尿期，尿量为 3 000 ~ 4 000ml/d，第 8 周后肾功能逐渐恢复。美国已禁用安乃近片 40 年，日本、澳大利亚、伊朗等约 30 个国家禁用或限用安乃近片。每粒索米痛片含氨基比林 0.15g、非那西丁 0.15g、咖啡因 0.05g、巴比妥 0.001 5g。口服非那西丁过量可引起急性肾乳头坏死和急性肝肾功能衰竭（图 7-4）。

（晏继银. 过量口服索米痛片引起急性肾脏大出血和肝肾功能衰竭 1 例报告 [J]. 中华临床医药杂志，2001，13（5）：776-777.）

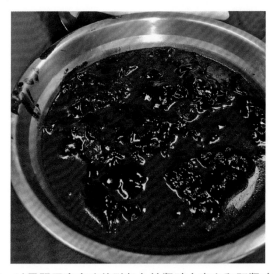

图 7-4　过量服用索米痛片引起急性肾脏大出血和肝肾功能衰竭

第二节　医源性输尿管损伤

　　输尿管位于腹膜后，前面由腹腔保护，后面有腰椎、腰大肌保护，所以输尿管损伤不论是战时或平时都极为少见，此处讲的是医源性输尿管损伤，手术中意外损伤肾盂输尿管，特别是肾内形肾盂完全撕脱了，处理较为棘手，现报告成功修复的经验。

　　例1：肾结石开放手术取石过程中不慎撕脱肾盂，肾内形肾盂，肾盂狭小，结石时间久，炎性反应重，极易撕脱，撕脱后处理非常困难，笔者采取楔形切除肾门后唇扩大手术野，充分显露肾盂腔，成功修复，手术修复成功后3～4周，肾造影显示肾盂输尿管连接正常（图7-5）。

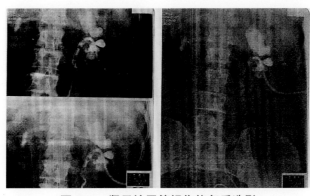

图7-5　肾盂输尿管损伤修复后造影

　　例2：另一个患者肾内型肾盂，开放手术肾盂切开取石时导致肾盂撕脱伤，立刻楔形切除肾门后唇，扩大肾内形肾盂手术视野，显露满意，成功修复肾盂，手术后4周造影显示撕脱的肾盂修复成功（图7-6）。

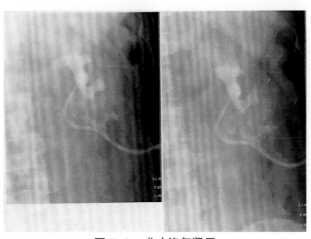

图7-6　成功修复肾盂

肾盂撕脱伤修复方法：楔形切除肾门后唇，安全敞开充分显露肾窦内肾盂，肾盂前壁间断缝合 3 ~ 4 针（图 7-7）。间断缝合肾盂后壁 3 ~ 4 针，18F（18 号法制管）肾盂造瘘管起支撑作用越过吻合口外引流（图 7-8）。

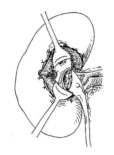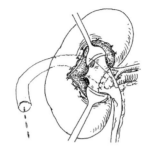

图 7-7　肾盂撕脱伤修复　　图 7-8　肾盂吻合处置肾盂支撑管

（晏继银．楔形切除肾门后唇的肾窦内肾盂修复肾盂撕脱伤 [J]．中华泌尿外科杂志，2003，24（12）：815-817．）

例 3：输尿管硬镜左侧输尿上段取石术时（图 7-9），术中发生左侧输尿管上段黏膜全层撕脱（像脱裤一样）（图 7-10），鉴于无法修复输尿管黏膜，只能做左肾自体肾移植手术。

输尿管上段撕脱伤除了自体肾移植外，还有以下 3 种方法修复。

1. 探查。看情况是否可以做左侧输尿管原位端 - 端吻合术，如果不够长度，可以游离肾脏使肾下移。

2. 如果不能直接端 - 端吻合，可以测试左侧输尿管近心段的长度是否够长，假如长度允许，可以连接到对侧输尿管的上段与其端 - 侧吻合。

3. 还可以切取部分回肠替代输尿管，切取适当长度的带血管蒂的回肠节段施行输尿管吻合，回肠的近心端与输尿管的上段进行吻合，回肠的远心端与输尿管的中上段连接吻合。

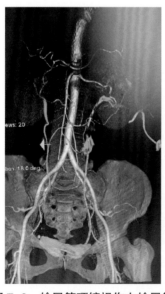

图 7-9　输尿管硬镜损伤左输尿管　图 7-10　左输尿管上段缺损

例4：女，42岁，两侧输尿管损伤，妇科医生给患者做子宫全切除术，手术后14h无尿液，开始以为是手术后血容量不足，快速输液4 000ml，仍然无尿，患者血压升高，全身水肿，眼球结膜、睑结膜水肿，腰部胀痛，输入的液体排不出来，诊断急性肾后性肾功能衰竭，晚上11时急请笔者会诊，立刻做膀胱镜输尿管逆行插管，证实两侧输尿管下段机械性梗阻。

急诊剖腹探查：两侧输尿管结扎处中上段高度扩张、增粗、高度积水，压力大，充血水肿，腹腔、盆腔、腹膜后腔大量积水。把右侧输尿管下段当血管进行误扎，左侧输尿管下段误当子宫动脉切断加双重缝扎，手术单纯松解右侧输尿管，松解左侧输尿管后见伤得太重，做节段切除后行输尿管端－端吻合术，两侧输尿管放8F导尿内支架管，当时引出积水3 000ml，术后立即进入多尿期。

第三节　前尿道损伤

前尿道损伤（injury of urethra）是泌尿外科中的常见病，有人报道尿道损伤占泌尿系统损伤的65%。20～50岁的发病率占68%，从事体力劳动者占75%。尿道球部损伤常见原因是骑跨伤，从高处跌下，会阴部骑跨着落于硬物体上，将尿道挤压向耻骨联合下方而产生的尿道损伤，尿道出血，如果阴茎筋膜同时破裂，血肿和尿外渗到会阴皮下，然后沿会阴浅筋膜和腹壁浅筋内扩散到阴囊阴茎，继而导致尿外渗性蜂窝织炎、感染和组织坏死。

骨盆骨折往往导致膀胱破裂和后尿道损伤，无尿道出血，尿外渗到前列腺、膀胱周围区域，膀胱破裂引起弥漫性腹膜炎，常伴有休克。

诊断：根据病史和体征可以确诊，受伤后疼痛，尿道出血，排尿不出甚至尿潴留，膀胱膨胀，外阴血肿和尿外渗，阴茎、阴囊、会阴、下腹壁肿胀青紫，尿道球部挫伤较重、导尿管插入困难表明尿道损伤。拍骨盆平拍片：可见骨盆骨折，骨盆骨折能引起后尿道损伤。

治疗：轻度尿道损伤可以插入导尿管，插入导尿后就不要轻易拔出，保留导尿管7～14d，然后做尿道扩张术，重度尿道损伤、导尿管插入膀胱受阻时不能再勉强插入，引流不出尿液，手术必须把挫伤的尿道组织彻底清除，尿道正常切面做尿道端－端吻合术，恢复尿道的连续性，重度尿道损伤时根据具体伤情，先处理休克，可以做膀胱造瘘引流，尿流转向，3个月之后再做Ⅱ期尿道成形术。后尿道断裂时，做尿道会师，条件充分做后尿道修补，条件不允许仅做膀胱造瘘，尿流转向，3～6个月后再做后尿道修复。

例1：32岁，在建筑工地上不慎从工作架上跌下，会阴部骑跨着落于钢管上，2h就诊，疼痛、排尿困难，会阴、阴囊、阴茎皮肤高度肿胀发绀，尿道口出血，尿道球部破裂，尿外渗（图7-11A）。

例2：男童，从高处跌下致会阴骑跨伤，疼痛，排尿困难，阴囊血肿（图7-11B）。

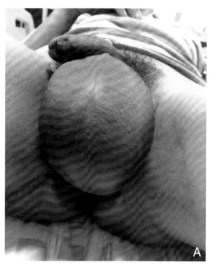
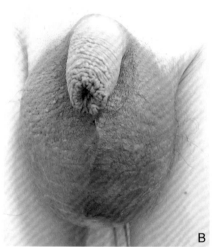

图 7-11　会阴骑跨伤

例 3：女孩，9 岁，放暑假在家里玩耍时，不慎将会阴部撞击到桌子角上，剧烈疼痛并啼哭不止，排尿困难，不能行走，类似于会阴骑跨伤，急诊入院。

体格检查：外阴部软组织钝性挫伤肿胀和血肿，局部皮肤破损出血，左侧大小阴唇和尿道口肿胀、大血肿。

治疗：在全麻下清创，清除瘀血 80 ~ 100g，留置导尿管引流尿液，应用头孢类抗菌素防止伤口感染（图 7-12）。

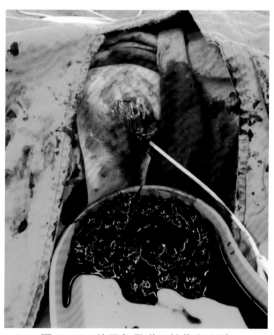

图 7-12　外阴部尿道口挫伤和血肿

第四节 骨盆骨折合并后尿道损伤

骨盆骨折合并后尿道损伤（pelvic fracture with postrior urehral injury）是泌尿外科常见病，为外伤引起，发病率为 1.6% ~ 25%，受伤后表现为下腹部痛，排尿困难，尿道口出血，严重者可伴有休克。

体检：有腹膜炎体征，腹部肌肉紧张，压痛、反跳痛，耻骨压痛，下腹部叩诊浊音，会阴血肿，不能侧转骨盆，挤压骨盆试验阳性，表示骨盆骨折和骨盆不稳定。

诊断：有外伤史，有以上症状和体征，导尿管插不进膀胱，B超可判断盆腔、腹腔积血、积液，膀胱形态是否正常，拍骨盆 X 线平片检查可见骨盆骨折。

治疗：①开放手术，传统单纯尿道会师术，手术操作简单，日后尿道狭窄的发生率高。②腔镜微创手术，也有人采用同传统尿道会师操作方法步骤一样，只不过是通腔镜微创法后尿道会师术，经尿道和膀胱内镜做初期尿道端端对位。方法：耻骨上经膀胱插入斑马导丝，通过金属导尿管或膀胱镜插入膀胱后尿道，再从尿道外口插入尿道镜，用导管钳把膀胱或后尿道的斑马导丝拖出尿道外，经尿道外口斑马导丝推入 18 ~ 20 号 Foley's 导尿管到膀胱，气囊充水 30ml。伤后 1~2 周施行此方法，此方法也存在后尿道瘢痕狭窄问题，需做后尿道扩张术。③急诊一期后尿道修补吻合术，能达到满意的解剖复位，效果良好，但急诊做后尿道修复难度太大。④传统的"金标准"是急诊做膀胱造瘘，3 ~ 6 个月后做后尿道修复手术。

例 1：男，37 岁，骨盆骨折，尿道膜部损伤，膀胱造瘘半年。膀胱尿道造影显示尿道膜部不连接，经耻骨后尿道修复手术，后尿道端–端吻合术后排尿正常，造影显示后尿道宽大无狭窄（图 7-13 ~ 图 7-15）。

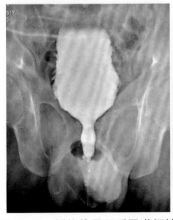
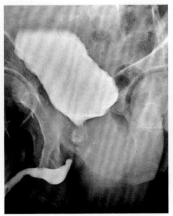
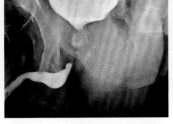

图 7-13 侧位片显示后尿道闭锁　图 7-14 后尿道损伤已修复　图 7-15 后尿道损伤闭锁

例2：男，28岁，车祸致会阴外伤，骨盆骨折，膀胱后尿道不完全断裂，出血性休克，如果导尿管可以插入膀胱，可以保守治疗，以后再做尿道扩张术，此患者以会阴软组织损伤为主，伴有右侧坐骨支骨折（图7-16）。

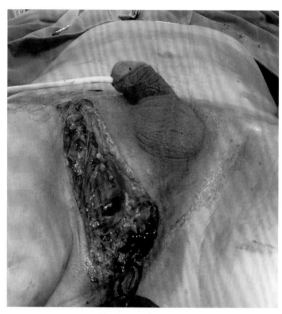

图 7-16　后尿道损伤

医源性后尿道损伤（latrogenic posterior urethral injur），原本有后尿道狭窄，医生用金属尿道扩张器给患者做后尿道扩张术，由于技术不熟练，造成后尿道损伤和假道，造影剂外泄，后尿道周围像"蜘蛛网"样改变（图7-17、图7-18）。

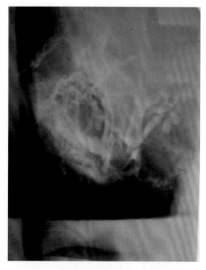

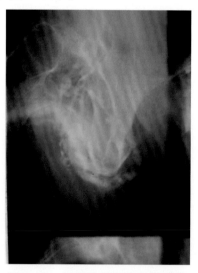

图 7-17　后尿道损伤性假道像"蜘蛛网"　　　图 7-18　医源性后尿道损伤假道

第五节　膀胱异物（膀胱损伤）

膀胱异物（foreign body in bladder）的病因不明，可能是持异物手淫所引起的，多发生在婚前性活动旺盛期的成人身上，男人手淫自慰比女人多，国外资料报道约 90% 男性和 60% 女性婚前有过手淫自慰行为，婚后手淫行为的人较少，西方人持异物手淫多见，中国大陆资料报告很少。笔者曾报告 15 例，其中男 12 例，女 3 例，年龄 12 ~ 54 岁，平均 24.7 岁，未婚 12 例，已婚 3 例。

手淫（masturbation）就是用手自我性刺激达到宣泄性能量的行为，青年男女大部分曾经有手淫自慰的行为，也有用工具手淫自慰（console oneself），后者的危害性是容易造成膀胱异物。女子尿道宽而短，长约 4.0cm，容易插入异物到膀胱，男人的尿道有 2 个生理弯曲、3 个狭窄，尿道细长，约 18.0cm，似乎异物很难进入膀胱，可为什么又那么容易插入异物到膀胱呢？当异物插入尿道达一定深度时，是不是可以理解为异物可能被后尿道和膀胱的"负压""吞咽"进去了，而且不易取出。一旦异物进入膀胱，对膀胱造成损伤，会导致尿频、尿急、尿痛、血尿，尿道膀胱感染，甚至形成结石。

例 1：男，28 岁，自行插入尿道发卡一支，尿频、尿急、排尿疼痛、血尿，轻微损伤尿道和膀胱，膀胱镜检取出膀胱异物发卡一支（图 7-19A）。

（①晏继银. 无影灯下笔谈 [M].武汉：湖北科学技术出版社，2014.

②晏继银. 持异物手淫导致膀胱异物 [J].男性学杂志，1990，4（1）：48-49.）

例 2：女，21 岁，尿频、尿急、尿痛、尿血 3d，自述膀胱有异物，开刀取出膀胱腔内医用体温计一支（图 7-19B）。

例 3：男，28 岁，未婚，膀胱异物是妇女用来扎头发的塑胶绳，插入膀胱已 2 年，尿频、尿急、尿痛、尿血、尿不尽 2 年。

治疗：开放手术取出膀胱的异物，标本附着泥沙状结石（图 7-19C）。

例 4：成年男子膀胱异物 3d，自述尿频、尿急、尿痛、不能排尿，诉有膀胱异物。

治疗：急诊通过膀胱镜取出约 20cm 长且较硬的一段黑色电线（7-19D）。

例 5：男，31 岁，自慰时插入尿道膀胱异物——钢笔筒，出现尿频、尿急、尿痛、尿血 7d，开放手术取出钢笔筒（图 7-19E）。

例 6：38 岁，男子自己将一根约 10cm 长的电线插入膀胱，患者尿频、尿急、尿痛、尿血，排尿不畅，有一根电线头在尿道口外，试图拔出，使劲也拔不出，膀胱区平片如图 7-20A 所示。

开刀取出的异物样本是一段黑色电线，电线打了多个结节，所以拔出困难，只能开放手术切开膀胱取出该异物（图 7-20B）。

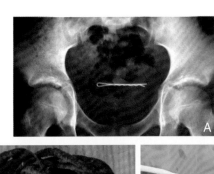
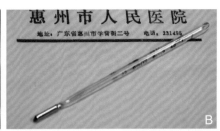
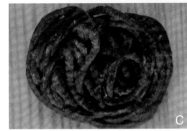
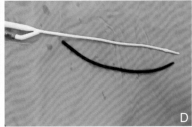
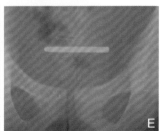

图 7-19　膀胱异物

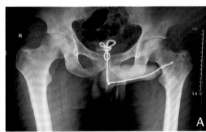
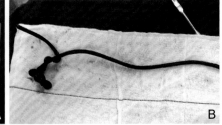

图 7-20　尿道膀胱异物

例 7：男，25 岁，自己将细电线插入膀胱，出现尿频、尿急、尿痛 3 年，拍片显示膀胱异物并发结石，像个"汉堡包"。

治疗：开放手术取出患者体内长达 3 年的膀胱异物（图 7-21）。

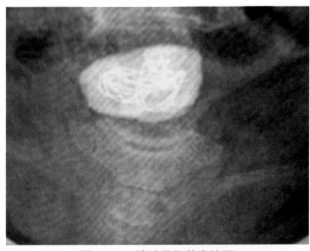

图 7-21　膀胱异物并发结石

例 8：某个体医生为患者肛周脓肿切开引流时，医用药棉片被塞进后尿道或膀胱，肛周瘘尿，经尿道随尿液排出医用药棉片 3 条（图 7-22）。

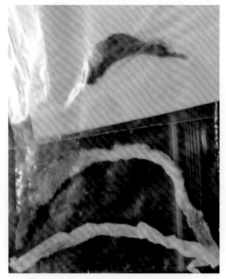

图 7-22 膀胱异物医用药棉片

第六节 阴茎、阴囊、睾丸损伤

例 1：男子酒后驾车，车祸致外生殖器皮肤和阴茎撕脱伤，创伤性休克，阴茎已离体，寻找无果，无法修复，两只睾丸裸露，做清创缝合术，睾丸血供正常，尽可能保留睾丸，这种开放性损伤并不少见（图 7-23）。

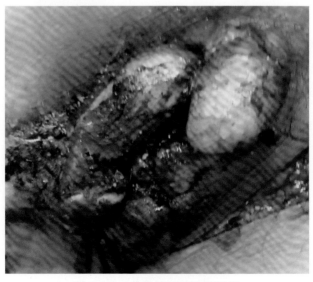

图 7-23 外伤性阴茎阴囊缺损

例2：车祸致阴囊、睾丸损伤，排尿困难、剧烈疼痛 2h 入院。

手术探查：左侧睾丸严重损伤，几乎粉碎，无法修复，切除左侧睾丸，右侧睾丸挫伤红肿、发绀，尽可能保留，以后可能发生睾丸萎缩（图 7-24）。

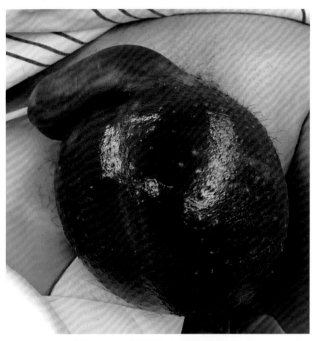

图 7-24　阴囊睾丸严重挫裂伤

例3：20 岁，右侧睾丸外伤性破裂，外伤致睾丸破裂大出血，精索无损伤，手术行阴囊睾丸清创缝合，尽可能保留睾丸组织，日后可能会萎缩（图 7-25）。

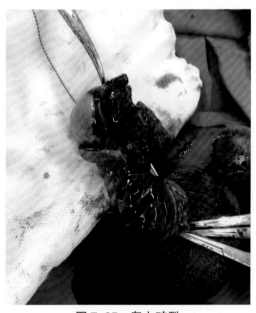

图 7-25　睾丸破裂

例 4：男，63 岁，右侧腹股沟可复性包块（疝气），患者徒手强行将包块还纳腹腔，机械性损伤，随之腹痛加剧和外阴部皮肤筋膜下黑色瘀血，阴茎头色泽正常。

剖腹探查：乙状结肠局部缺血坏死并可见 3.0cm×3.0cm 穿孔，弥漫性腹膜炎，做乙状结肠部分切除＋结肠造瘘手术，右侧腹膜后有出血和瘀血，并渗透到会阴部皮肤筋膜和皮下，7 ~ 8d 后吸收恢复正常（图 7-26）。

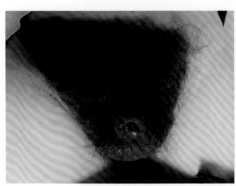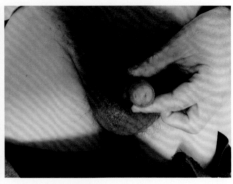

图 7-26 外阴部皮肤瘀血黑色样变

阴茎缺损（defect of penis）属于严重的器官意外创伤，临床不多见，阴茎缺损多由于创伤，如工业外伤、战伤、动物咬伤、偶见于精神失常自行割除所致。此外，先天性两性畸形也属阴茎缺损的病因，但较少见。有资料统计显示，阴茎缺损占住院总患者数的 1/5 000。据 HArris 的统计，新生儿的发生率为 1/10 万。阴茎在生理上具有排尿和生殖两种重要功能，阴茎部分缺损，残存在 3cm 以上者，可满足基本的排尿和性功能，完全缺如者，则无法站立排尿，必须下蹲排尿，并且失去性生活能力，造成患者精神上严重创伤，故阴茎再造术具有重要的意义。

例 5：某成年男子外生殖器离奇创伤，严重的外生殖器缺损，阴茎、睾丸、精索和附睾离体，无法再移植和修复，受伤原因不清楚（图 7-27）。

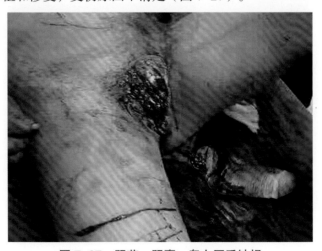

图 7-27 阴茎、阴囊、睾丸严重缺损

例6：44岁，已婚，因为外伤造成意外的严重阴茎缺损，经组织配型后决定做同种异体阴茎移植手术（图7-28）。

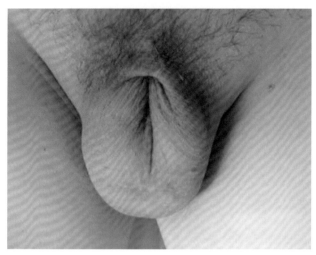

图7-28　阴茎缺损

供体23岁脑死亡者。手术方法：阴茎原位低温灌注后切取整块，4℃肾脏保存液保存（图7-29）。

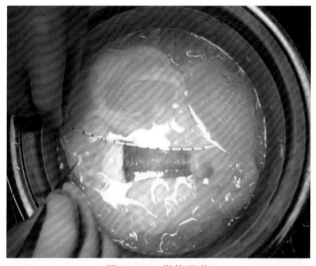

图7-29　供体阴茎

在显微镜下吻合尿道海绵体、阴茎海绵体、阴茎背浅静脉、阴茎背深静脉、阴茎背动脉、阴茎背神经、白膜、Buck筋膜和皮肤。胡卫列等手术7h，阴茎移植成功，术后常规应用抗生素、抗凝、解痉药，联合应用抗免疫排斥药，观察生命体征、移植阴茎血液循环和药物浓度，可见移植阴茎血液循环良好，色泽红润，温度正常，无排斥反应和感染，术后第5天拔导尿管，排尿通畅，第14天患者因严重的心理障碍问题把移植阴茎切除，病理证实移植阴茎无排斥反应。世界首例同种异体阴茎移植成功，2006年同种异体阴茎移植被评为世界十大科技奇闻之一（图7-30）。

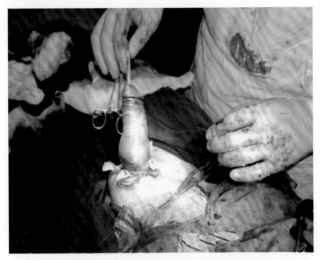

图7-30　同种异体阴茎移植成功

阴茎折断（fracture of penis）实际上是白膜破裂，白膜非常坚硬，当无性行为时，阴茎皮软，不可能折断，当性交阴茎勃起坚硬状态时，暴力插入，失误碰到女方耻骨上，引起阴茎海绵体的白膜断裂。阴茎海绵体白膜正常厚度约2mm，阴茎坚硬勃起时，血管窦充血，白膜内压骤增，白膜变薄仅0.2～0.25mm，极易发生折断，伤口呈横行，白膜断裂伤口为阴茎周径的1/4～1/2。折断伤的程度取决于勃起的硬度和暴力的强度，勃起越坚硬，暴力越强大，白膜裂口越大。原本勃起坚硬的阴茎海绵里储存的100～200ml白膜下动力性高压的血液瞬间"决堤泄洪"，阴茎立刻变软，阴茎皮肤和皮下巨大血肿。

笔者急诊手术过阴茎折断伤9例，其中2例阴茎白膜横行断裂1/2，缝合修复白膜，恢复阴茎功能。

例7：某男子，在性生活猛插时碰到女方耻骨上，突然"咔嚓"一声，阴茎断了，急来医院就诊，手术中见阴茎白膜破裂1.5cm，予以缝合修复，手术较简单（图7-31）。

例8：35岁，未婚，1979年11月，他自己将不锈钢轴承套入阴茎根部，拔不出来，阴茎被轴承嵌顿5d，高度肿胀变黑，疼痛，排尿困难，急诊入院湖北医学院附属第二医院就诊（笔者当时是管床住院医师）。

不锈钢轴承为60°钢质，卡在阴茎上无法砸碎和切断，只能在全麻行白膜下海绵体放血减压后取下该轴承，阴茎皮肤缺损，采用带血管蒂阴囊皮瓣移植，2个月之后移植皮肤恢复正常（图7-32A）。

例9：男，29岁，自行套上金属薄环48h，取不下来，引起排尿困难，阴茎远端越来越水肿，疼痛难忍，急请消防员取下阴茎异物铝制品环后正常排尿（图7-32B）。

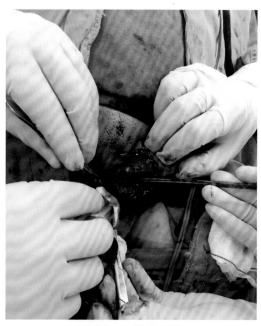

图 7-31　阴茎折断

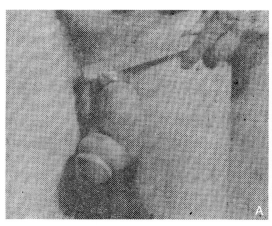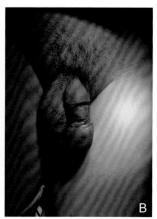

图 7-32　阴茎金属异物嵌顿

例 10：男，42 岁，排尿不出 7h 来门诊就医，经检查可见尿道外口严重狭窄，包皮与阴茎头粘连，呈"一体化"，分不出阴茎头和冠状沟，5 号法制输尿管导管也插不进，尿道僵硬成条索状，为重症阴茎硬化性苔藓样相关全尿道狭窄，排尿困难。

既往有 20 ～ 30 年的排尿不通畅，尿线细小，医生说是尿道狭窄，近半个月症状逐渐加重。

治疗：导尿管插不进，立即在外科换药室局麻做耻骨上膀胱穿刺造瘘术，当穿刺针猛击进入膀胱，大量尿液突然涌出，瞬间患者一声惨叫，心跳、呼吸应声骤停，在床上及时做心肺复苏抢救无效。

就像胆心迷走神经反射猝死一样，这种猝死称抑制死，是指身体的某些敏感部位受到强烈刺激后，通过神经反射作用迅即发生心搏骤停，又称生理性死亡、迷走神经抑制死、急性神经源性心血管衰竭死、神经源性休克死等。

猝死原因：麻醉不全，穿刺针太粗，剧烈疼痛和膀胱突然减压引起迷走神经反射，心搏骤停，心源性猝死（图 7-33）。

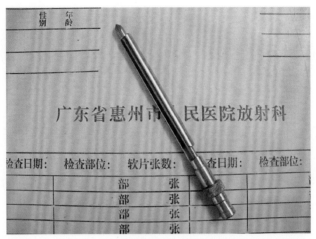

图 7-33　MGLSc，膀胱慢性尿潴留穿刺排尿时突然猝死

第八章
先天性两性畸形

先天性两性畸形（congenital hermaphroditism）又称先天性性腺发育异常（disorders of sex development，DSD），DSD是近年WHO对性腺异常重新命名的病名，指先天性染色体基因异常引起的性腺发育异常，或者是解剖学上性别不是那么典型的先天性疾患，DSD过去叫两性畸形（hermaphroditism），多数学者可能还是比较习惯用过去的叫法，两性畸形是胚胎发育过程中的一种先天性性器官畸形，在一个个体上存在形似男女两套外生殖性器官，分为真两性畸形和假两性畸形（男性假两性畸形、女性假两性畸形）。真两性畸形就是在同一个人体内既有睾丸又有卵巢，其外生殖器与第二性征介于两性之间，染色体核型可能是正常男性型46XY、女性型46XX或嵌合型46XX/46XY。假两性畸形指性腺与外生殖器不一致，外生殖器类似女性，内生殖器是睾丸者，为男性假两性畸形（46XY），外生殖器类似男性，内生殖器有卵巢，为女性假两性畸形（46XX）。性腺异常与性别异常和染色体问题非常复杂，在这里不做详细叙述，只是介绍几个病例。

治疗原则：DSD应该在2岁以前进行针对性治疗，尽早确定患儿的社会性别，避免3岁以后出现心理障碍问题，根据染色体核型改造其性别，做男性或女性矫形手术。

第一节 男性假两性畸形

典型病例：社会性别，女，15岁，染色体46XY，肾上腺B超和CT检查：未见肾上腺增生。特征是男性假两性畸形（male pseudohermaphroditism），两侧隐睾，睾丸发育不良，阴茎发育不良，无乳房、无卵巢、无子宫，有阴道盲端，阴囊似大阴唇。其母亲要求切除发育不良的隐睾和小阴茎，维持原来的社会性别，按女性外貌穿衣打扮（图8-1 ~ 图8-3）。

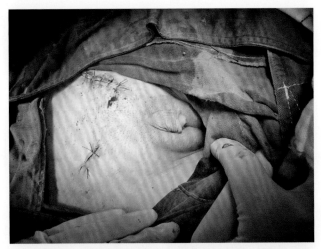

图 8-1　男性假两性畸形无子宫、卵巢、阴道

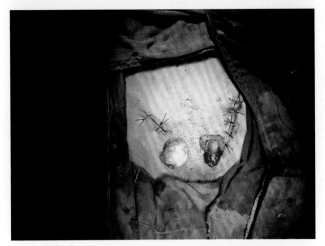

图 8-2　男性假两性畸形有发育不良的睾丸

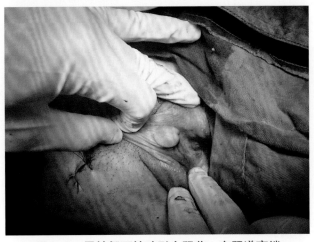

图 8-3　男性假两性畸形小阴茎，有阴道盲端

第二节　女性假两性畸形

例1：社会性别，女性，16岁，自诉发现会阴部局部肿块2年，局部受刺激后可变大，像阴茎一样，静止状态时又会变小。月经正常，乳房发育良好。检查发现睾酮增高，染色体为46XX。彩超等检查示卵巢正常，子宫前倾，诊断为女性假两性畸形并做整形手术，切除小阴茎（图8-4、图8-5）。

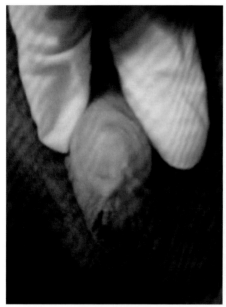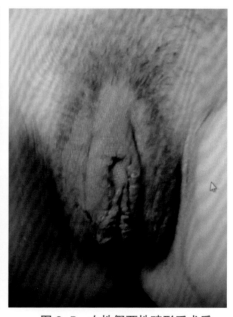

图 8-4　女性假两性畸形手术前　　　　图 8-5　女性假两性畸形手术后

例2：社会性别，女，21岁，女性外貌特征，有女性内生殖器官，46XX，没有睾丸，依随患者家属要求，维持女性外貌特征，手术切除阴茎（图8-6、图8-7）。

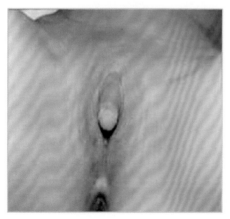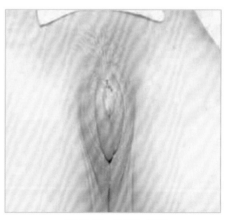

图 8-6　DSD 术前　　　　　　　　图 8-7　DSD 术后

第三节　真两性畸形

例1：真两性畸形（true hermaphroditism）现在叫混合性腺发育不全（mixed germinal aplasia），患儿刚出生时外阴部是男是女很难区分，体内同时存在卵巢和睾丸组织，染色体核型可以为正常男性型、女性型，或嵌合型，生殖导管和外生殖器往往为两性畸形，真两性畸形生殖腺必须是完整的，即睾丸必须有正常的结构，有曲细精管，卵巢必须有各种卵泡并有卵细胞生长的现象。46XX/46XY，真两性畸形，比较少见（图8-8）（医学教学专用配图）。

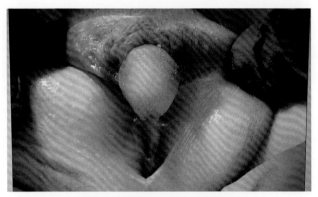

图8-8　幼童 DSD（网络图）

例2：成人性腺发育异常（disorders of sex development，DSD），是因为在婴幼儿时期未做性腺性别矫正手术，这种病例比较少见，也不知道患者的染色体核型情况（图8-9）。

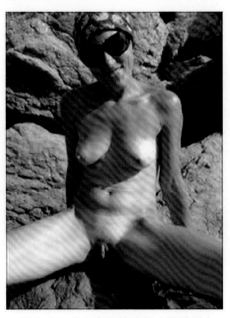

图8-9　成人真两性畸形（网络图）

第四节　婴幼儿性别发育异常

例1：婴儿 DSD。图片摘自：Lee, P. A., Nordenstrom, A., Houk, et, al. Global Disorders of Sex Development Update since 2006: Perce ptions, Approach and Care [J]. Hormone research in paediatrics, 2016, 85（3）: 158–180.（图 8–10）。

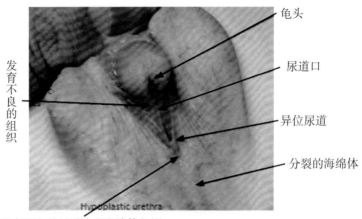

图 8–10　DSD

例2：新生儿出生 2d，性别发育异常，未做染色体检查，脐带未脱，外阴部显示先天性性别发育异常（图 8–11）。

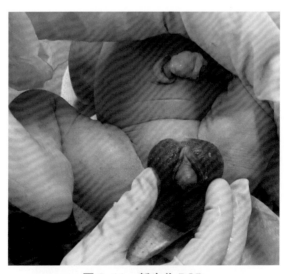

图 8–11　新生儿 DSD

第五节　膀胱外翻

先天性膀胱外翻（bladder exstrophy）也称泄殖腔外翻，膀胱外翻畸形的胚胎学基础是泄殖腔膜的异常发育，泄殖腔膜的破裂缺损，形成各种形式的膀胱外翻和尿道下裂，膀胱外翻多为复合性畸形，常伴发畸形尿道上裂，膀胱外翻多见于儿童。

下腹部和膀胱前壁没有闭合，敞开外翻在下腹正中线的耻骨联合处，外翻膀胱的下方连接在两个阴茎海绵体之间的尿道，形成完全性尿道上裂，新生儿膀胱外翻因感染而导致死亡率增高，为了降低病死率，出生后几天内应该手术，由于病死率较高，像本病例这样的成年人膀胱外翻罕见（图8-12）。

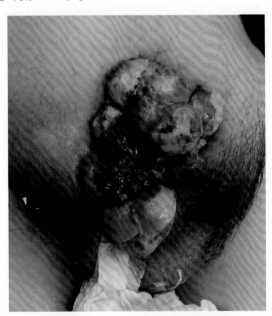

图8-12　成年人先天性膀胱外翻

羊城晚报报道，2月23日上午一个农民前往某镇买树苗，途经朱山寺门口，听到有凄凉的婴儿哭声，循声寻去，发现寺庙门口一个快食面纸箱里躺着一个弃婴，还有30cm长的脐带未脱，这么冷的天气新生儿仅穿两件薄纱，抛弃婴儿的时间估计是2月22日傍晚，在那人群稀少处抛弃婴儿，弃婴16～18h以上没吃、没喝、没有保温条件，竟然还有生命体征，表明新生儿生命力最强。

弃婴被送到广州军区总医院抢救，何恢绪教授、胡卫列教授等用了5个小时成功为这个被抛弃的"怪胎"新生儿做了复杂整形手术，一是做膀胱外翻手术，恢复腹壁和膀胱的连续性；二是做尿道上裂的尿道整形。最终抢救生命，整形手术也取得成功（图8-13）。

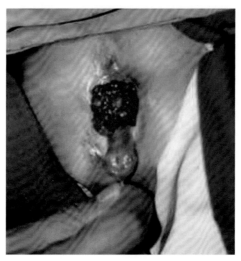

图 8-13　新生儿膀胱外翻合并完全性尿道上裂

第六节　尿道口处女膜闭锁

本文报告 2 例先天性处女膜闭锁（congenital imperforate hymen）引起的尿潴留。

例 1：笔者接诊过一个 16 岁女孩，身材瘦小，从未来过月经，下腹胀痛，排尿困难，急性尿潴留就诊，但是患者仍然有下腹胀痛，做 B 超报告阴道有大量积液。检查发现：尿道口狭窄闭锁，处女膜闭锁并有紫黑色凸起，阴道内大量积血，由于处女膜闭锁，阴道内大量积血引起尿潴留。处理：扩张尿道口，插入导尿管引出 800ml 尿液，处女膜闭锁转妇科治疗。

例 2：女婴，8 个月大，先天性处女膜闭锁合并尿道口不完全闭锁，其母亲观察到主要问题是排尿不通畅，尿线特别细小，尿道口只有针孔大小，必须先做尿道口扩张解决排尿困难，在青春期之前做处女膜"X"形切开术（图 8-14）。

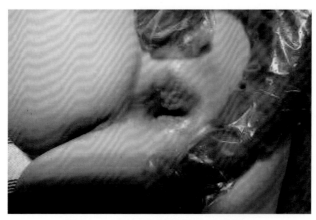

图 8-14　先天性尿道口处女膜闭锁

第九章
性传播疾病

性传播疾病（sexually transmitted disease，STD），简称性病（venereal disease，VD），是以性爱接触为主要传播方式的一系列疾病。传统的 VD 有 5 种：淋病、梅毒、软下疳、性病性淋巴肉芽肿、腹股沟肉芽肿。近年来 WHO 把 STD 疾病的涵盖范围已扩展到 50 种，致病微生物感染所致的疾病列入性病范畴，常见的 STD 有淋病、梅毒、非淋菌性尿道炎、尖锐湿疣、沙眼衣原体、软下疳、生殖器疱疹、滴虫病、艾滋病等，结合中国大陆目前实际情况，重点防治的 STD 有梅毒、淋病、生殖道沙眼衣原体感染、尖锐湿疣、生殖器疱疹、艾滋病、软下疳、性病性淋巴肉芽肿八种。

STD 可由病毒、细菌和寄生虫引起，病毒引起的 STD 有尖锐湿疣、生殖器疱疹等，细菌引起的性病有淋病和梅毒等，疥疮、滴虫病和阴虱是由寄生虫引起的，STD 的感染方式主要有直接性接触、间接性接触。

艾滋病（acquired immune deficiency syndrome，AIDS）是由 AIDS 病毒（HIV 病毒）引起的。HIV 是一种攻击人体免疫系统的病毒，AIDS 是当前危害性最大又无特效疗法的性传染疾病。

第一节　阴茎头念珠菌性感染

阴茎头念珠菌感染（monilial infection）也是一种真菌病。在包皮过长的情况下容易引起阴茎头念珠菌性急、慢性炎症，包皮环切是治疗和预防本病的最重要的措施，如果不及时手术治疗，反复发作会引起妻子患病，即念珠菌性阴道炎，经久不愈。严重的感染可口服氟康唑、伊曲康唑、制霉菌素等，还可以外用抗真菌的药。

包皮过长在未做包皮环切术之前，必须将包皮向上推，充分暴露阴茎头，避免过长的包皮裹住阴茎头不透风、不透气，潮湿的条件下，长年不能治愈，如果充分暴露阴茎头，2 ~ 3d 红疹皮损就会减轻（图 9-1）。

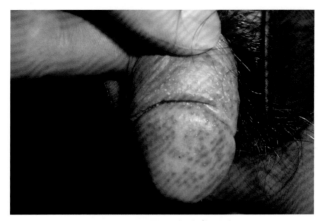

图 9-1　阴茎头念珠菌感染

第二节　尖锐湿疣

尖锐湿疣（condyloma acuminatum, genitalwarts）又叫生殖器疣、性病疣，老百姓称之为"野菜花"，是一种由人类乳头瘤病毒（HPV）引起的 STD，潜伏期在 3 个月左右，短者 3 周，长者 8 个月以上，平均为 3 个月，以 20 ~ 40 岁为发病高峰，是否发病在很大程度上取决于接种的病毒数量和机体特异性免疫力，病灶为尖刺状，男子包皮过长、阴茎头潮湿、女子阴部潮湿、肛周潮湿部位最容易滋生，所以叫湿疣。

治疗：治疗诱因，包皮过长者切除过长的包皮，手术切除疣病灶。病灶较小的用药液治疗，如 0.5% 鬼臼毒素酊（或 0.15% 霜），冷冻，采用 –196℃ 低温的液体氮，CO_2 激光治疗，电灼治疗，微波治疗，高频电针，电刀等。

预防复发：晏继银采取 CO_2 激光去除病灶后，局部照紫外线，人工紫外线照射阴部能起到较好的预防复发的效果，方法是隔天照射 1 次，每次 15min，每次达到红斑剂量即可（图 9-2A、图 9-2B）。（晏继银. 紫外线照射预防尖锐湿疣复发的探讨 [J]. 中华医学论坛, 2004, 3（4）: 17-18.）

对于疑似阴茎尖锐湿疣（condyloma acuminatum）的赘生物，做醋酸白试验阳性时，可有助诊断尖锐湿疣。

治疗：手术切除或 CO_2 激光或微波去除病灶，人工紫外线灯照射局部有助预防尖锐湿疣复发（图 9-2C）。

例 1：30 岁，女性外阴部巨大尖锐湿疣（condyloma acuminatum）引起排尿困难就诊。

治疗：局麻下行手术切除或 CO_2 激光或微波治疗去除病灶，人工紫外线灯照射阴部预防复发（图 9-2D）。

晏继银治疗 40 多例女性巨大尖锐湿疣（condyloma acuminatum）引起排尿困难患者，局部切除后，用人工紫外线灯照射预防尖锐湿疣复发（图 9-2E）。（车雅敏 . 实用皮肤性病学

彩色图谱 [M]. 天津：天津科学技术出版社，2005.）

例 2：71 岁，包皮过长（redundant prepuce），翻开包皮，阴茎头可见多个尖锐湿疣，包皮压迫使病灶变得扁平，他单身 40 年，接受过性服务 2 个月。

病理诊断：外生殖器尖锐湿疣（图 9-2F）。

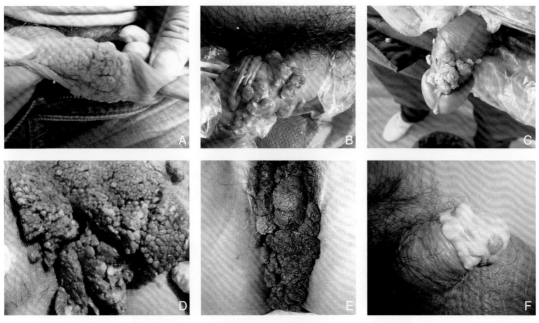

图 9-2　尖锐湿疣

阴茎尖锐湿疣合并尿道口狭窄，这种狭窄可能是淋病尿道炎未彻底治愈，形成慢性淋病性尿道口狭窄（图 9-3）。

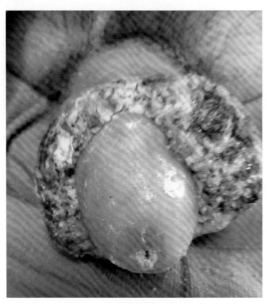

图 9-3　尖锐湿疣尿道口狭窄

千万别将尿道口尖锐湿疣看作是个小问题，HPV 病毒向上向内侵入到后尿道或膀胱就更麻烦了。先把尿道口的病灶处理后，再通过尿道镜检查全尿道有无病灶（图 9-4）。

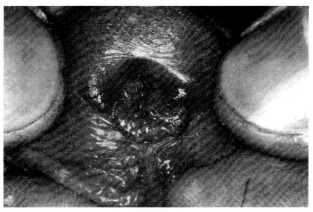

图 9-4　男性尿道口尖锐湿疣

如果有包皮过长者，必须做包皮环切手术，同时检查衣原体、支原体之类的病原菌（图 9-5）。

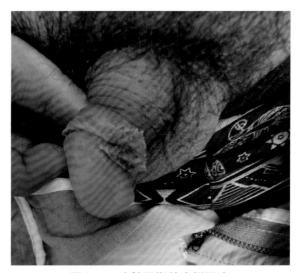

图 9-5　比较早期的尖锐湿疣

第三节　疥　　疮

疥疮（scabies）是由人型疥螨寄生在皮肤引起的传染病，可以通过间接接触传染或直接性接触传染，疥疮的潜伏期是 2 ~ 6 周，有些患者 1 ~ 4d 就出现皮疹和瘙痒症状。

疥疮也可以通过衣服、物品传播，家养宠物狗猫的疥螨也可传染到人体，由于疥螨的分泌物和排泄物的刺激，可引起夜间恶痒难受。

治疗：①肥皂洗澡，每天换下的内衣、衣服用开水煮。② 5% ~ 10% 硫磺软膏，或用疥得治软膏，每日早晚洗澡之后外擦一次，连用 4 ~ 7d。

典型病例：15 岁住校学生，阴茎多发性疥疮结节，几个同寝学生都被传染疥疮，疥疮的特点是每天晚上瘙痒、奇痒难忍（图 9-6）。

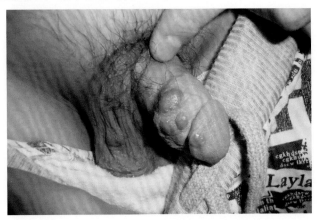

图 9-6　阴茎皮肤疥疮结节

第四节　淋病性尿道炎

急性淋病尿道炎（acute gonorrheal urethritis）是由淋球菌引起的泌尿生殖系统化脓性感染的 STD，潜伏期 1 ~ 14d，发病率占中国大陆 STD 第二位，淋病多发生于性活跃的青壮年男女。

20 世纪 90 年代中国大陆淋病患者比较多见，是 STD 中最多见的病种。《中华人民共和国传染病防治法》中规定淋病是重点防治的乙类传染病，近年来由于防病意识提高，合理使用安全套，泌尿科、性病门诊的淋病明显减少。

本病必须严格治疗，治疗期间禁止性生活，用药时千万不能用几次药好转就以为是治愈了，治疗 1 周后必须化验淋球菌是否彻底杀灭，淋病往往是混合感染，同时必须检查支原体、衣原体等，联合用药效果，最好做中段尿细菌培养 + 药敏试验。

治疗以青霉素为主，也可用头孢曲松，并同时口服喹诺酮类药物 5 ~ 7d。

作者的经验：口服阿莫西林，每 12h 口服 1 片，连用 7d，效果可能好于头孢类抗生素。

例 1：男，27 岁，急性淋病尿道炎，口服阿莫西林，每 12h 口服 1 片，连用 7d，尿道口溢出黄白色黏稠脓液，为典型的淋病尿道炎，治愈（图 9-7）。

例 2：男子急性淋病尿道炎未治愈变成慢性淋病尿道炎，反复发作留下后遗症，全程尿道狭窄，排尿不出，造影可见尿道狭窄呈"串珠样"改变。

本病例这种严重的前、后尿道狭窄，做会阴造瘘是解决不了排尿问题的，只能做永久性耻骨上膀胱造瘘（图 9-8）。

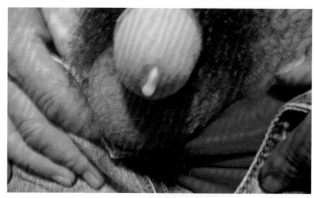

图 9-7　急性淋病性尿道炎

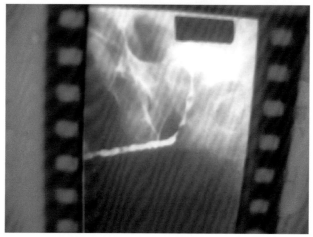

图 9-8　慢性淋病性尿道炎，尿道狭窄呈"串珠样"改变

第五节　非淋病性尿道炎

非淋病性尿道炎（non-gonococcal urethritis，NGU）主要是沙眼衣原体和解脲支原体感染引起的一种 STD，潜伏期 1 ~ 3 周，患者有尿道炎的表现，但在分泌物中查不到淋球菌，细菌培养也无淋球菌生长，女性患者常合并子宫颈炎等生殖道炎症，本病目前在欧美国家已超过淋病而跃居性传播疾病的首位，中国大陆患病率越来越多，也是最常见的 STD 之一。有尿道炎的表现，但查不到淋球菌，表现为尿道痒，有"走蚁感"，伴尿频、尿急、尿痛，早晨起床时尿道口有少许黏液性分泌物"糊口"病征。

治疗前后做细菌培养 + 药敏试验，支原体培养 + 药敏，衣原体抗原培养。PCR 检测可能存在假阳性或假阴性。多西环素 0.1，2 次 /d，连用 7d，或四环素 0.5，每 4h1 次，连用 7d，或米诺环素 0.1，2 次 /d，连用 7 ~ 14d，或红霉素肠溶胶囊 0.5，2 次 /d，连用 7d。

经 2 周基本治愈的 NGU，患者早晨起床时尿道口有少许分泌物（图 9-9）。

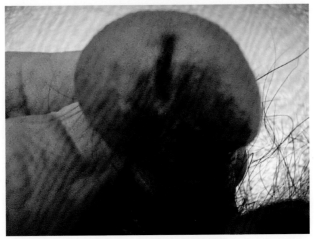

图 9-9 非淋病性尿道炎

第六节 阴 虱

阴虱（pediculosis）寄生在人身体上，反复叮咬人的皮肤和吸血引起的皮疹，局部剧烈瘙痒。阴虱也叫阴蚤，是一种传染性寄生虫，传染途径是男子阴毛与女子阴毛相互接触引起，潜伏期 3 ~ 7d，阴蚤主要寄生在阴毛和肛门周围的体毛上，阴蚤一般不离开阴毛，被叮咬的皮肤上瘙痒，甚至阵发性瘙痒。

治疗：清洗消毒杀灭衣服上的阴虱，刮掉阴毛，大量热水肥皂反复清洗，外用 50%百部酊、硫黄软膏、马拉硫磷洗剂等有效果（图 9-10）。

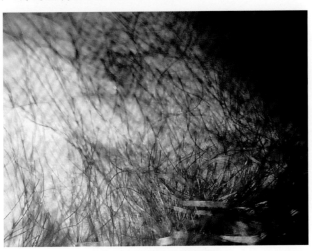

图 9-10 阴蚤叮咬病灶

第七节 梅 毒

梅毒（syphilis）是由苍白梅毒螺旋体引起的一种慢性、系统性传染病，主要通过性服务未戴安全套相互传播，梅毒潜伏期为 9 ~ 90d，平均 3 周，梅毒分为一期梅毒、二期梅毒、三期梅毒、潜伏梅毒、胎传梅毒五种。在中国大陆的《传染病防治法》里，把梅毒列为乙类传染病。

治疗：用苄星青霉素 G 疗效较好，苄星青霉素 G（长效西林）240 万 U 分两侧臀部肌注，每周 1 次，共 2 ~ 4 次。普鲁卡因青霉素 G，肌注，同时口服丙磺舒，连续 10 ~ 15d，总量 800 万 ~ 1 200 万 U，注射前必须做青霉素皮试。

如果青霉素皮试阳性，改用口服盐酸四环素或红霉素 0.5，每日 4 次，连用 15d，多西环素 100mg，每 12h 1 次，连用 15d。

典型病例：阴茎包皮内板冠状沟系带处无痛性红肿，质地稍硬，无溃疡、无压痛，梅毒血清 TPPA、TRUST 试验阳性，考虑为一期梅毒（硬下疳）（图 9-11）。

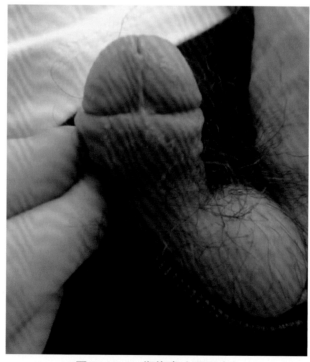

图 9-11 一期梅毒（硬下疳）

第八节　软下疳

软下疳（chancroid）也是性传播疾病（STD），不洁性接触后潜伏期 3～4d，由杜克雷嗜血杆菌（kemophilus ducrcyi）引起的外生殖器疼痛性溃疡，病灶基底柔软，溃疡表面附着脓性分泌物较多，有压痛。

诊断：取溃疡处脓性分泌物涂片 G⁻ 染色可见 G⁻ 小杆菌，还需做细菌培养 + 药敏试验。治疗：①阿奇霉素 1.0g，每日 1 次，口服，或头孢曲松钠（头孢三嗪）0.25g，每日 1 次，肌注，或红霉素 0.5g，口服，4 次 /d×7d。②阿莫西林克拉维酸钾片，一次口服 4 片，每 12h 1 次，连用 7d。③也可口服左氧氟沙星 0.5g，口服，1 次 /d，连用 7d。④罗红霉素 0.15g，口服，2 次 /d，连用 7d，或克拉霉素 0.5g，口服，2 次 /d，连用 7d（图 9-12）。

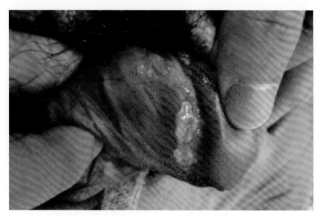

图 9-12　软下疳

第九节　艾滋病相关型卡波西肉瘤

艾滋病相关型卡波西肉瘤（aids- kaposissarcoma，KS）的概念：KS 是一种只发生在艾滋病患者身上的恶性肿瘤，Kaposi（卡波西）于 1972 年首次报道，所以称卡波西肉瘤。它是一种皮肤局部侵袭性的内皮细胞的多发性血管性肉瘤，也称为"特发性多发性出血性肉瘤（multiple idiopathic hemorrhagic sarcoma）"，表现为皮肤多发性斑状点，斑块状或结节状病损，也可累及黏膜、淋巴结和内脏，此病和人类第 8 型疱疹病毒（HHV-8）相关。

治疗：除治疗原发病 AIDS 外，还可选用免疫疗法、放疗、化疗、综合治疗、中草药治疗。

典型病例：男，45 岁，艾滋病相关型卡波西肉瘤，图片显示阴茎被侵蚀掉，多发性病变为紫红色、红蓝色、深棕色斑丘疹，斑块，结节状，部分溃烂，疑似同时存在性病性淋巴肉芽肿和腹股沟肉芽肿（图9-13）。

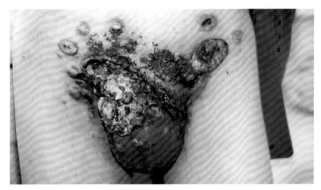

图 9-13　艾滋病相关型卡波西肉瘤

第十节　生殖器疱疹

生殖器疱疹（herpes genitalis）为疱疹病毒感染，本病常与性接触未戴安全套有关，是由单纯疱疹病毒（HSV-Ⅱ）引起的，表现为阴茎、阴唇部位小面积散在的疼痛性小水泡，病程 1 ~ 3 周，可自愈，但又反复发作。

预防：性活动时戴安全套，治疗期间停止性行为。

治疗：口服阿昔洛韦片。成人常用量一次 0.2g，一日 5 次 ×10d，或一次 0.4g，每日 3 次 ×5d。复发者一次 0.2g，一日 5 次 ×5d。复发性感染的慢性抑制疗法，一次 0.2g，每日 3 次，共 6 个月，必要时剂量可加至一日 5 次，一次 0.2g，共 6 ~ 12 个月，还可以用泛昔洛韦、喷昔洛韦，对复发的患者，每8h口服200mg×6个月。外用：3%阿昔洛韦软膏，1% 喷昔洛韦乳膏，局部保持清洁干燥（图9-14）。

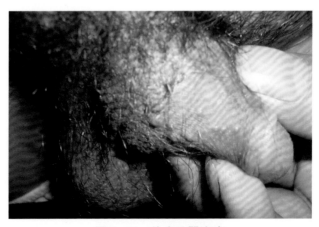

图 9-14　外生殖器疱疹

第十一节　氯胺酮相关性间质性膀胱炎

氯胺酮（K粉）是一种手术用麻醉药品，麻醉医师为患者实施麻醉，剂量是在医生的调控下使用，达到无痛手术。和其他麻醉药品一样，它是一把双刃剑，如果被不法分子利用和贩毒，流传到社会中，氯胺酮的副作用就会被扩大，社会上吸毒就是吸白粉（氯胺酮），吸的时间一长就毒品成瘾，毒害了不少青少年的身心健康。

例1：女，27岁，无业青年，面色苍白，尿频、尿急、尿痛2年，每日排尿数十次，午夜后几乎没法睡觉，尿液中白细胞（+++），按膀胱炎治疗无效，应用各种抗生素治疗，效果不佳。

追问病史有吸K粉2年余。

诊断：K粉（氯胺酮）相关性膀胱炎综合征，膀胱容量只有13ml，造影片显示典型的慢性膀胱炎并膀胱挛缩（图9-15）。

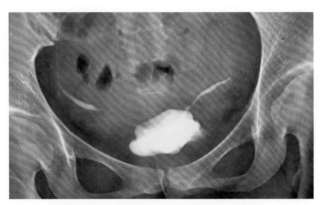

图9-15　氯胺酮相关性膀胱炎综合征

"摇头丸"是另一种新一代毒品，它就是亚甲二氧基甲基苯丙胺的片剂，属中枢神经兴奋剂，是我国管制的精神药品之一。

摇头丸一般都出现在娱乐场所，是一种极易使吸食者成瘾的新毒品。

和K粉一样，久服"摇头丸"不仅损害人体的神经和精神系统，还损害人体的免疫系统，也可侵害人的五脏六腑，百害无一利。吃下"摇头丸"会出现长时间难以控制随音乐剧烈摆动头部的现象，故曰"摇头丸"。

在泌尿外科方面，可引起肾功能损害，膀胱功能损害，间质性膀胱炎和膀胱挛缩等，在治疗上很棘手。谢克基采用A型肉毒素治疗难治性OAB，有一定成效。

例2：男，24岁，骨瘦如柴，精神萎靡，睡眠障碍，尿频、尿急、尿痛，每天小便几十次，尿白细胞（+++），病史2年余。看过几家医院，应用抗生素无效。

家属说他吃"摇头丸"2～3年了。

膀胱造影：膀胱容量变得很小，膀胱黏膜毛糙呈锯齿状，为慢性膀胱炎膀胱挛缩征象（图9-16）。

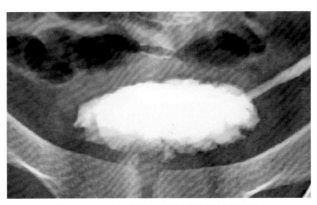

图 9-16　氯胺酮相关性间质性膀胱炎

第十章
女性尿道疾病

女性尿道又短又宽大，没有弯曲，长 3.0 ~ 5.0cm，平均为 3.5cm，直径约为 8mm，可扩张至 1.0 ~ 1.3cm，从膀胱颈口向前向下直到两侧阴唇之间，紧贴阴道前壁，尿道口位于阴道口处女膜上方。女子尿道的解剖结构和生理功能与男性不同，所患相关的尿道疾病是女性独有的，如尿道肉阜、尿道黏膜脱垂、尿道囊肿、尿道憩室、尿道口狭窄、压力性尿失禁、尿道癌、妇科的炎症也会浸及尿道等。

女性尿道周围的组织或器官的病变也会引起排尿困难，如阴道前壁脱垂、子宫脱垂、阴道肿瘤、宫颈肿瘤、宫颈癌放疗后等。这些疾病为跨学科和学科交叉性疾病。

第一节　尿道肉阜

尿道肉阜（caruncle of urethra）是中老年妇女尿道外口处生长的良性息肉状赘生物，多生长在尿道口下方，是女性常见的尿道疾病，以绝经后的老年妇女多见，病因不明确，可能与慢性炎症相关，老年妇女可能与雌性激素水平下降有关。

临床表现：少数患者无自觉症状，大多数患者有尿频、尿急、尿痛，局部疼痛和摩擦出血。检查：尿道口下方 6 点钟处可见息肉状赘生物。

诊断：视查可以得出诊断，尿道肉阜应和尿道癌、尿道黏膜脱垂相鉴别。

治疗：较小的尿道肉阜没有症状，可以不必处理，肉阜偏大时采用激光、微波、冷冻，更大病灶可以手术切除，术后容易复发，标本送病理检查（图 10-1）。

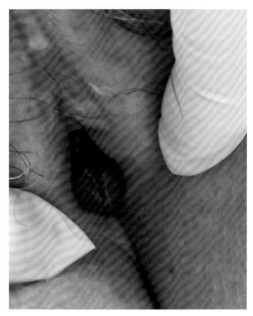

图 10-1　老年女性尿道肉阜

第二节　女性尿道黏膜脱垂

尿道黏膜脱垂（prolapsed urethral mucosa）是指尿道黏膜脱出并外翻在尿道口的外面，称尿道黏膜脱垂，又叫尿道黏膜膨出，尿道黏膜外翻嵌顿，都发生在女性，以老年女性多见。

临床症状：尿频、尿急、尿道疼痛、尿血，摩擦出血，甚至有异物感。

检查：尿道口有肿块，肿块脱出尿道口之外，肿物呈紫红色，充血水肿，表面有溃烂和坏死，有分泌物和脓苔，肿物中央有空隙，表面光滑，质地柔软，无压痛，容易腐烂和渗血。

诊断：根据以上情况不难做出诊断，肿物中央的空隙处可插进导尿管。

治疗：手术切除，手术方法比较简单，先插入一根气囊导尿管（Foley's 导尿管）到膀胱，轻轻向外牵拉少许，了解尿道长度，不能用太大力牵拉，然后在导尿管周围环形切除和缝扎，或者以导尿管为核心进行环扎，勿切除脱垂过多的黏膜组织，以免尿失禁，术后放置导尿管 3 ~ 5d。

例 1：77 岁，因尿道口肿物入院。

检查：尿道黏膜向体外脱出 3.0cm，外院诊断为子宫脱垂，还有医生诊断是尿道肉阜或尿道肿瘤（图 10-2A）。

尿道黏膜脱垂又叫尿道黏膜外翻，向体外凸出肿块引起嵌顿、疼痛，肿块表面有充血、水肿、糜烂、溃疡、坏死和感染（图 10-2B）。

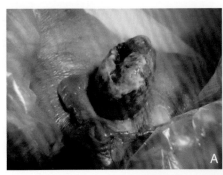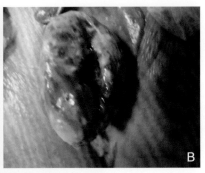

图 10-2　尿道黏膜脱垂

重度尿道黏膜脱垂，尿频、尿急、尿痛、尿血 6 个月，外阴疼痛 14d，尿道黏膜外翻，膀胱造影可见三角区下移，膀胱黏膜显示严重的慢性炎症（图 10-3）。

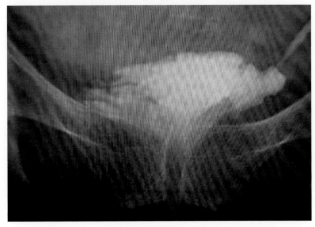

图 10-3　尿道黏膜脱垂膀胱造影（正位片）

膀胱造影侧位片：可见严重尿道黏膜脱垂长达 3.5cm，并嵌顿在尿道口之外，伴严重尿频、尿急、尿痛、尿血（图 10-4）。

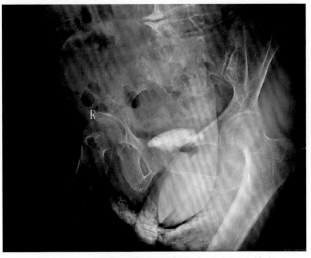

图 10-4　尿道黏膜脱垂膀胱造影（侧位片）

例 2：32 岁，孕 1 产 0，孕 33 周。轻度尿频、尿急、尿痛，无意中发现外阴部肿物 4d。

诊断：重度尿道黏膜脱垂并嵌顿，建议分娩后行手术治疗。

分娩后 2 个月随诊，检查见原本重度尿道黏膜脱垂之肿块完全消失得无影无踪，不需做手术切除。

本病例可能是孕妇增大的子宫、负重等因素使膀胱内压过高，膀胱尿道压力不平衡引起尿道黏膜脱垂（图 10-5）。

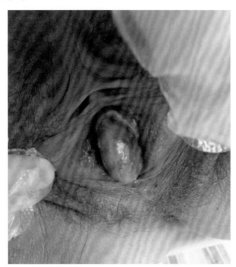

图 10-5　青年女性尿道黏膜脱垂

第三节　阴道前壁脱垂引起尿潴留

阴道前壁膨出（bulge of paries anterior vaginase）实质上是尿道膀胱膨出，会引起排尿不畅，尿不尽，重度膨出时阴道前壁脱出阴道口外，引起尿潴留。

治疗：本病例重度膨出需行阴道前壁修补术，去妇科做手术治疗。

预防：产后不宜过早下床活动和重体力工作。

典型病例：66 岁，因尿潴留来泌尿外科就诊（图 10-6）。

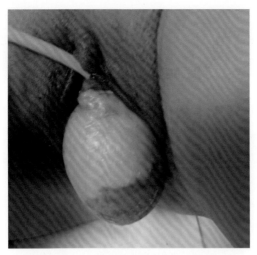

图 10-6 阴道前壁脱垂引起尿潴留

第四节 子宫脱垂引起尿失禁

子宫脱垂（prolapse of uterus）是老年女性的常见病，子宫脱垂分为Ⅰ°、Ⅱ°、Ⅲ°，脱出至阴道外为Ⅲ°。

泌尿外科的症状是尿频、尿急、尿痛、尿淋漓不尽，合并膀胱膨出时甚至出现尿失禁，排尿困难或尿潴留，压力性尿失禁等。子宫脱垂严重者，子宫局部可能有感染或糜烂。外阴部出现较大的肿块时，须与重度阴道前壁膨出相鉴别，还应和严重的尿道黏膜脱垂相区别，伴有膀胱或直肠膨出时，也会出现尿频、尿急、尿痛，排尿困难，尿失禁或大便困难等症状（图 10-7）。

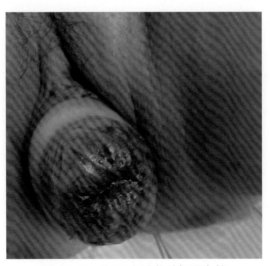

图 10-7 Ⅲ°子宫脱垂引起尿失禁

第五节 女性压力性尿失禁

女性压力性尿失禁（stress urinary incontinence，SUI）是中老年女性常见病，国际尿控协会（international continence society，ICS）提出的压力性尿失禁的定义：当突然增加腹压时，尿液不随意溢出少许，它不是由逼尿肌收缩压或膀胱壁对尿液的张力压引起的。特点是正常状态下无出尿，突然增加腹压时尿液自动流出，每当咳嗽、大笑、打喷嚏、跳跃、搬重物时，尿液不自主地从尿道口溢出少量。如果偶有此现象，不能视为病态，只有频繁发作影响生活质量时才是病理现象。

检查：①膀胱颈尿道抬举试验（marchetti 试验）。截石位，两腿屈膝外展，嘱患者用力咳嗽可见尿液喷出 10 ~ 30ml，医生用手抬高膀胱颈后尿道两侧，患者用力咳嗽时无尿液喷出，此为膀胱颈尿道抬举试验阳性。抬举试验不仅是一个诊断方法，而且可以评估膀胱颈尿道悬吊固定手术的疗效。②尿动力学检查（urodynamics，UDS）。

治疗：①压力性尿失禁多数是肥胖妇女，应该减肥。②手术治疗有两种：传统开放手术，膀胱颈悬吊；近年来采用微创手术治疗，做阴道无张力尿道悬吊带（TVT）手术治疗。③保守治疗：口服盐酸米多君片 2.5 mg，每日 3 次。④中医治疗。

典型病例：女，48 岁，每当咳嗽、打喷嚏、下楼梯、跑步时尿液不自主溢出少量，浸湿内裤，需戴尿垫，病史 4 ~ 5 年，加重 4 月余 UDS（图 10-8）。

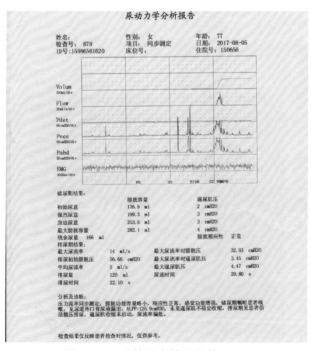

图 10-8　女性压力性尿失禁 UDS

第一节　肾囊肿

肾囊肿（renal cyst）分为单房性肾囊肿和多房性肾囊肿。

单房性肾囊肿多发生在 30 ~ 60 岁，囊肿小者无症状，较大的囊肿可出现腰部或上腹部，隐痛不适，极少数患者有血尿，往往是通过体检 B 超发现。

治疗：如果囊肿＜ 5cm，无症状时不必治疗，肾囊肿穿刺方法容易复发，当囊肿≥ 5cm 又有腰痛时，过去都是开放手术治疗，现在采用腹腔镜微创手术治疗，经腹腔镜行肾囊肿去顶减压，游离和显露肾囊肿周围，开窗减压（图 11-1）。

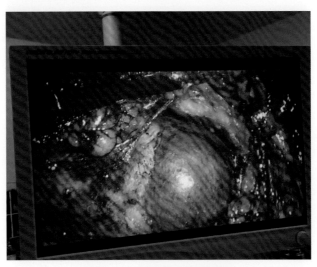

图 11-1　腹腔镜治疗肾囊肿

第二节　先天性输尿管发育不良

先天性输尿管发育不良（congenital ureteral dysplasia）者输尿管上段管腔严重狭窄，狭窄的上方肾盂尿液排泄障碍致重度肾积水，甚至并发结石、感染、脓肾，此病例术中发现输尿管上段平滑肌发育不良（图 11-2）。

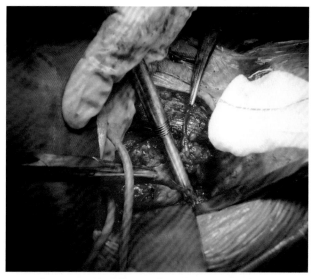

图 11-2　输尿管上段节段性平滑肌发育不良

　　管腔严重狭窄，勉强可通过 5 号法制导管，这是开放手术中见到的意外情况，如果输尿管镜手术很难进入，勉强通过输尿管镜时很可能会撕脱输尿管（图 11-3）。

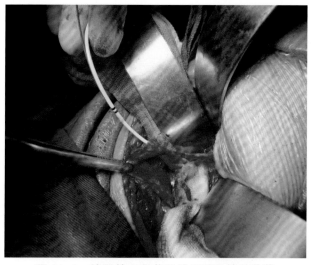

图 11-3　输尿管上段节段性平滑肌管壁菲薄

第三节　输尿管末端囊肿

　　输尿管末端囊肿（terminal ureter cyst）是先天性输尿管口狭窄引起的膀胱壁内段输尿

管囊性扩张，小囊肿无任何症状，较大的囊肿导致肾积水而腰痛，若引流不畅，一是容易感染；二是容易生长结石，较大的囊肿应该手术。

治疗：手术治疗为有效方法，目的是解除梗阻，防止逆流，处理并发症（如结石），以前是开放手术，目前施行腔镜手术，开窗减压，手术效果好。此图片囊肿较小（图11-4）。

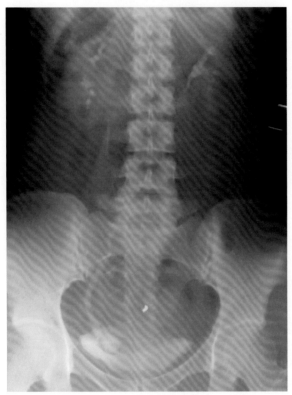

图 11-4　IVP 显示右侧输尿管末端囊肿

第四节　脐尿管囊肿

脐尿管囊肿（urachal cyst）是在胎儿发育过程中，脐尿管两端闭合而中间形成的腔隙，发病率约为 0.001%，囊肿位于脐下正中腹壁深处的腹横筋膜和腹膜之间，脐尿管囊肿可以合并感染，感染时下腹部疼痛，有少许恶臭脓性分泌物，反复慢性炎症经久不愈还可能并发脐尿管腺癌、鳞癌或移行细胞癌。

典型病例：男，27 岁，近年来脐部间歇性流出少许脓液，恶臭。

检查：B 超、CT 提示脐尿管囊肿。

治疗：脐尿管囊肿应该尽早外科手术切除（图11-5）。

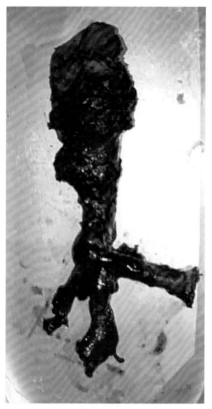

图 11-5　脐尿管囊肿

第五节　先天性脐尿管瘘并鳞癌

先天性脐尿管瘘（congenital fistula of urachus）不多见，合并鳞癌（urachal carcinoma）是非常罕见的恶性肿瘤，它起源于膀胱之外脐尿管的残余部分，组织学类型可有腺癌、移行细胞癌、鳞状细胞癌或肉瘤等。

诊断：脐尿管肿瘤位置隐蔽，一般不容易察觉，出现腹痛症状时，B超提示脐尿管肿瘤后，必须做CT和膀胱镜检，了解膀胱内外周围肿瘤浸润情况。

治疗：做根治性脐尿管切除术，切开腹部和膀胱，由于容易局部复发，所以需做膀胱全切和膀胱再造术。放疗、化疗不敏感，肿瘤的分期与预后相关。

预防：在孩童时期被诊断有脐尿管漏的患者，应该及早做脐尿管切除手术。

典型病例：女，71岁，脐部间歇性流出少许清亮尿液71年，无腹痛，无尿频、尿急、尿痛。每当膀胱排尿之后，挤压脐部有少许清亮尿液溢出。术前检查CT如图11-6所示。手术治疗：做根治性切除脐瘘管。病理诊断：中分化脐尿管鳞癌（图11-7）。

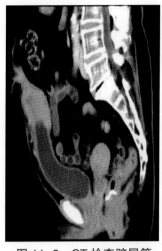

图 11-6　CT 检查脐尿管

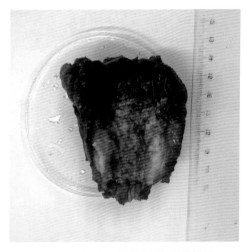

图 11-7　先天性脐尿管瘘并鳞癌

第六节　精索囊肿

精索囊肿（cyst of spermatic cord）也叫精索鞘膜积液，精索囊肿是指在精索上形成的囊性肿物，常位于睾丸的后上方，与附睾相邻，多见于青壮年。较小的精索囊肿可无明显不适，较大的囊肿有阴囊坠胀或隐痛感。精索囊肿的病因不明确，可能与炎症有关。

检查：睾丸后上方近附睾处精索触及质地柔软的圆形包块，无压痛，透光试验阳性，B 超方能提示诊断。

治疗：较小的囊肿不必治疗，较大的囊肿应该手术治疗，交通性精索鞘膜积液者更应该尽早手术，较多鞘膜积液做鞘膜翻转，小囊肿可以小心钝性剥离完整摘除（图 11-8）。

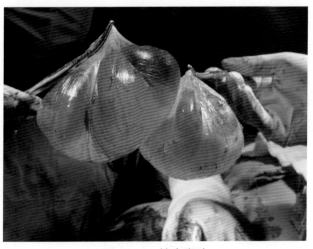

图 11-8　精索囊肿

第七节　附睾囊肿

附睾囊肿（cyst of epididymis）也叫精液囊肿，多发生在青壮年，附睾囊肿多发在附睾丸头部，附睾体、尾部较少出现，附睾囊肿来源于睾丸网输出小管上皮细胞，大小有几毫米或几厘米，可以单腔，也有多腔，囊肿含有精子，所以叫精液囊肿。

附睾囊肿过大会引起疼痛或坠胀感，必要时应手术切除囊肿，不必切除附睾（图11-9）。

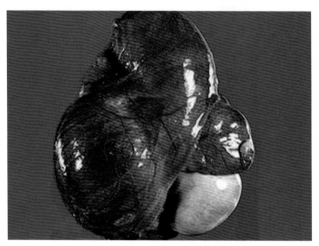

图 11-9　附睾囊肿（教学用网络图）

第八节　包皮系带处皮脂腺囊肿

皮脂腺囊肿多见于青壮年人的头颈部、前胸后背部、腹部、臂部、会阴部、阴部等，包皮系带处皮脂腺囊肿较少见，皮脂腺囊肿是良性肿瘤，囊内有"豆腐渣"样分泌物又叫"粉瘤"，多发生在皮脂腺比较丰富的部位，是由皮脂腺排泄管堵塞引起的，生长缓慢。

囊肿合并感染会引起化脓、疼痛，反复感染，必须在未感染时手术切除，手术时必须完整剥出囊肿并摘除（图11-10）。

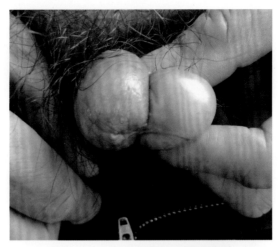

图 11-10　包皮系带处皮脂腺囊肿

第九节　阴囊多发性脂囊瘤

阴囊多发性脂囊瘤（steatocystoma multiplex）又叫粉瘤（steatoma），常发生在皮脂腺丰富的部位，是皮脂腺口排出受阻而形成的潴留性油脂样物质，大多数情况下无不适症状，但容易合并感染，一般不需治疗，肿瘤较大时可以手术治疗（图 11-11）。

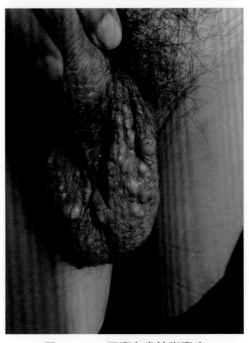

图 11-11　阴囊多发性脂囊瘤

第十节　尿道口囊肿

尿道口囊肿（cyst of urethral orifice）是一种发生在尿道口或尿道周围的包块，尿道口的囊肿也叫尿道口旁囊肿。

胚胎发育期间，尿道黏膜上皮细胞团异位增殖，中心是空泡，不会与尿道相通，儿童尿道口的小囊肿不需手术治疗（图11-12）。

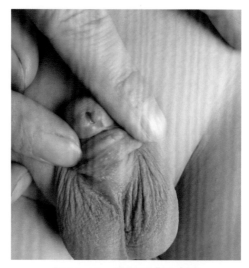

图 11-12　男婴尿道口囊肿

成人尿道口囊肿不少见，仅有 1.0cm 大小的囊肿，无疼痛不适，成人不会影响性生活，不影响排尿，一般不会感染，较小的囊肿无任何不适，可以不必手术，囊肿较大时可考虑手术切除。

在局部浸润麻醉下，行囊肿切除术，应该是完整摘除囊肿，否则易复发（图11-13）。

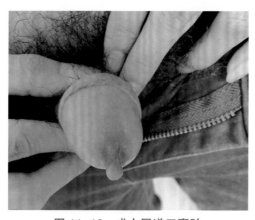

图 11-13　成人尿道口囊肿

女性尿道囊肿与尿道旁腺囊肿稍有不同，尿道囊肿位于尿道 6 点处的下方，而旁腺囊肿则位于尿道口的两侧，多数情况下女性尿道旁腺囊肿形成憩室。尿道炎症时很容易导致尿道旁腺发炎和感染，常有尿频、尿急、尿痛、尿道口流脓，排尿不顺畅和局部疼痛等，挤压囊肿时有脓性分泌物。

典型病例：女，35 岁，尿频、尿急、尿痛、排尿不畅，甚至做爱时疼痛，按膀胱尿道炎治疗 2 年无效，检查发现尿道口阴道前壁有囊肿，可挤压出少许脓液，诊断为旁腺囊肿（尿道憩室），手术完整摘除尿道囊肿（图 11-14）。

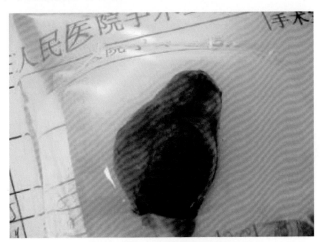

图 11-14　女性尿道口囊肿

第十一节　以异常勃起为首发症状的白血病

典型病例：25 岁，未婚，患者以阴茎异常勃起 3d 为首发症状就诊，在睡眠中无任何诱因、无性刺激的情况下出现阴茎勃起，勃起坚硬挺拔，几个小时没有消退下去，轻度排尿困难，起初没有在意，24h 还是呈坚硬勃起状态，而且局部越来越胀痛，影响穿内裤和行走，更无法上班，48h 后从乡下赶来医院门诊就诊，立刻收入泌外科住院治疗，阴茎冷敷和海绵体抽血无效，笔者行阴茎海绵体内注射间羟胺 5mg，隔 10 ~ 15min 重复注射 1 次，注射 2 次后坚硬阴茎张力开始消退，1h 后基本疲软。化验血常规：白细胞 550×10^9/L，初诊为急性白血病，转血液专科治疗（图 11-15）。

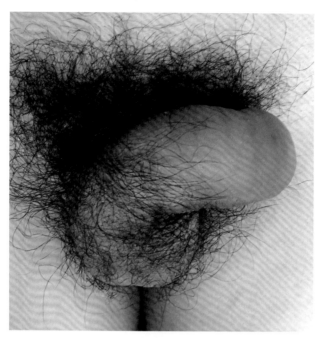

图 11-15　阴茎异常勃起已治愈

第十二节　骶椎隐裂导致原发性勃起功能障碍

勃起功能障碍（erectile dysfunction，ED）的病因复杂，常见的有心理性、血管性（动脉性、静脉性）、内分泌性、神经性等。

典型病例：男，26 岁，新婚后一直存在勃起功能障碍，无满意的性生活，四处求医无较好疗效，各项检验结果均未见异常，腰椎正位片：可见先天性骶 1 椎体重度隐裂。

先天性骶 1 椎体隐裂是引起小儿遗尿的原因之一，同理，本病例的 ED 与重度隐裂不无关系，隐裂也可能是引起神经性 ED 的原因之一（图 11-16）。

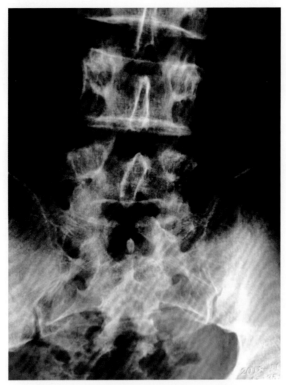

图 11-16　骶椎隐裂导致勃起功能障碍

第十二章
排尿异常

排尿异常又称"尿流异常"，是指由于泌尿系统感染、梗阻、排尿功能紊乱引起的排尿次数增多、排尿方式改变、排尿感觉异常等。主要症状为多尿、少尿与无尿、尿频、尿急、尿痛、排尿困难、尿潴留、尿线异常、尿失禁、漏尿、夜尿、遗尿等，临床上习惯把尿频、尿急、尿痛叫作"膀胱刺激征"。

病因：①泌尿系统疾病，如感染、结石、结核、肿瘤、外伤、异物、畸形、梗阻、狭窄。②神经系统疾病，如脊髓损伤、肿瘤、神经源性膀胱、隐性脊椎裂。③盆腔直肠疾病。④妇科疾病，如子宫脱垂、阴道前壁囊肿、子宫肌瘤、妊娠子宫、尿道口肿瘤。⑤腰椎麻醉手术后。⑥直肠肛周手术。⑦精神、神经系统疾病，如精神因素、癔症、脑梗、脑中风。⑧导尿术后。

治疗：针对病因治疗。

第一节　排尿紊乱

排尿紊乱（urinary dysfunction）也称排尿障碍，是指排尿不顺畅、排尿费力，尿线细小，尿淋漓不尽，甚至尿失禁。

典型病例：11 岁，尿频、尿急、尿失禁，甚至阴茎缩小，阴囊也缩小，睾丸向上回缩阴囊上方或腹股沟 3d 就诊。

看门诊时年轻医生不知所措，次日，笔者给患者拍腰椎片，显示腰骶椎恶性肿瘤，MRI 同样报告腰骶椎恶性肿瘤。

治疗：腔镜微创手术清除了腰骶椎肿瘤病灶。术后骶髓肿瘤的上述压迫症状消失。

术后病理诊断：腰骶椎尤文氏肉瘤，肿瘤组织弥漫性浸润性生长。

患者立即去中山大学肿瘤医院行骶椎部放疗、化疗，术后 9 个月随访，小孩一般情况好转，尿频、尿急、尿失禁等症状基本消失（图 12-1、图 12-2）。

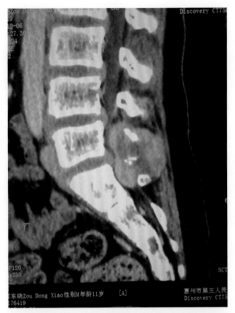

图 12-1 腰骶椎侧位生骶椎肿瘤

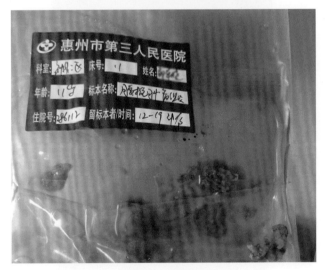

图 12-2 病理报告腰骶椎尤文氏肉瘤

第二节 隐性骶椎裂导致遗尿症

遗尿症（primary nocturnal enuresis，PNE）俗称尿床，在医学上叫遗尿症（夜尿症），是指 4 ~ 6 岁的儿童在午夜熟睡时不自主地把尿拉在床上。遗尿症的病因尚不清楚，可能存在大脑皮质发育不健全，脊椎隐裂，夜间睡眠过深，膀胱逼尿肌不自主收缩等。发病率为 2.3% ~ 5%，随着年龄增大，发病率减少。

例1：女，18岁，几乎每天尿床，住读在学校集体寝室里时不敢睡上铺，白天无尿频、尿急、尿不尽。在专科门诊这类患者较多见，多见于少年儿童。

例2：女，5岁，一直是尿频、尿湿内裤，睡觉尿床，半夜叫醒排尿后，再熟睡后又尿床，甚至午睡也尿床。

化验小便正常，泌尿系统B超未见异常。

拍腰椎正位片：先天性腰骶椎隐裂。隐性腰骶椎裂可能是儿童尿床、遗尿症的原因之一（图12-3）。

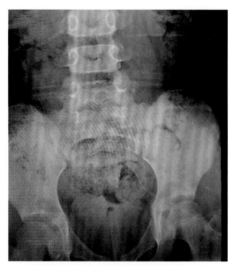

图 12-3　隐裂所致遗尿症

例3：男，10岁，家长诉他家儿子一直存在每天晚上让人烦恼的尿床问题。

拍腰椎正位片显示：腰5骶1隐性脊椎裂，遗尿症的原因很多，不能排除隐裂可能是遗尿的原因之一（图12-4）。

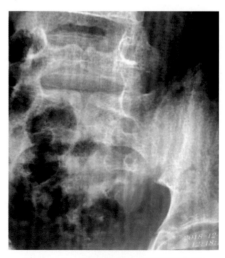

图 12-4　腰骶椎隐裂引起遗尿症

第三节 膀胱过度活动症

膀胱过度活动症（overactive bladder syndrome，OAB），过去叫尿道综合征（urethral syndrome），甚至有人称尿道过度活动症，基本上都是一个意思，2014 版《膀胱过度活动症诊断治疗指南》中指出，OAB 是一种以尿急症状为特征的综合征，常伴有尿频和夜尿症状，可伴或不伴有急迫性尿失禁，也可为其他形式的尿道 – 膀胱功能障碍，不包含急性尿路感染或其他形式的膀胱尿道局部病变相关的症状。

OAB 发病率越来越高，男、女发病率几乎相当，40 岁以上发病率较高，老年人发病率更高，但老年人就诊率低，他们自认为人老了是"这样的"。

病因不十分明确，主要原因是膀胱逼尿肌肌源性损害和功能紊乱引起的逼尿肌不稳定，出现膀胱尿道过度活动，逼尿肌与尿道括约肌的协同程序失调，膀胱内压升高，骶髓排尿反射增强，从而产生尿频、尿急或急迫性尿失禁症状。

OAB 症状与检查：膀胱区胀痛不适，尿频、尿急、尿不尽，每个昼夜排尿次数 ≥ 8 次，午夜间 ≥ 2 次，每次排尿 < 200ml。每天做排尿日记：记录每次排尿的时间、尿量。B 超：测算膀胱容量在 150ml 左右，IVP 显示膀胱容量小，但形态正常。尿动力学检查（UDS）可以有助于诊断。

OAB 虽然对人体没有器质性损害，但影响患者的生活质量、睡眠质量、社会活动、远程旅行，影响人的情绪、夫妻性生活、家庭和睦。

生活习惯干预：少饮咖啡、浓茶、可乐饮品，少吃巧克力。排尿习惯：尽量憋尿，减少排尿次数，傍晚少饮水。

治疗：①膀胱训练，盆底肌肉训练，分散注意力。②药品治疗：有些一线药品对 M1、M3 受体有高选择性，阻断胆碱对逼尿肌的收缩，松弛逼尿肌并降低逼尿肌兴奋。如托特罗定（宁通）2mg，每日 2 次，或索利那新（卫喜康）5mg，每日 1 次。盐酸坦洛新（积大本特）0.2mg/d，此药是超高选择性 α–1a/1D 受体阻滞剂，能松弛前列腺膀胱颈膀胱平滑肌，疗效显著。进口药品米那贝隆片，用法：每日口服 25mg 或 50mg。本品是 β3– 肾上腺素受体激动剂类药物，β3– 受体使膀胱逼尿肌松弛并增加其稳定性，米拉贝隆为膀胱过度活动症患者提供了新的治疗方案，其片剂服用方便，服用剂量小，药效显著，能明显减轻膀胱过度活动症患者的痛苦，为广大患者带来福音。③对口服药效果不好，顽固性 OAB 的手术治疗：近年来国内外学者研究采用微创手术治疗，同心脏起搏器原理的"膀胱起搏器"，即骶神经调节术（sacral nearomodution，SNM）治疗，有效率为 60% ~ 90%。

例 1：女，49 岁，尿频、尿急、尿淋漓不尽，不到 60min 排尿 1 次，午夜后尿 4 次，病史 6 个月。

尿流率测定：排尿量 150ml，最大尿流率 8ml/s。

诊断为膀胱过度活动症（OAB）。

治疗：口服盐酸坦索罗辛缓释片 0.2mg，每晚睡前 1 次，2d 后症状大大减轻，最大尿流率 24ml/s（图 12-5A）。

例 2：女，33 岁，尿频、尿急、无尿痛，伴小腹胀痛不适 2 月余，排尿日记显示几乎每小时排尿 1 次，午夜后排尿 4 次。

诊断为膀胱过度活动症（OAB）。

尿动力学检查（UDS）上可表现为逼尿肌过度活动。尿流率：排尿量 120ml，最大尿流率 8ml/s。

治疗：口服盐酸坦洛新缓释片，每晚睡前服用 0.2mg，托特罗定 2mg，每日 2 次。

服药 2 ~ 3d 后尿频、尿急、夜尿次数减少，症状大为减轻，无小腹胀痛等，6d 后最大尿流率 22ml/s（图 12-5B）。

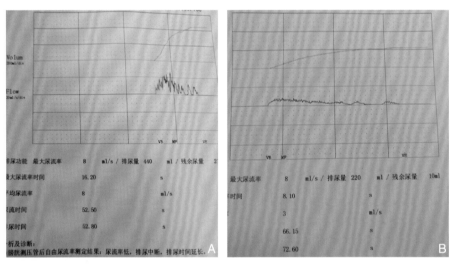

图 12-5　膀胱过度活动症（OAB）

第四节　膀胱收缩乏力症

膀胱逼尿肌收缩乏力（bladder detrusor muscle weakness）的病因不十分明确，这种症状发生在神经系统正常和 / 或不正常的患者身上。

治疗的目的是提高膀胱逼尿肌的收缩力，主要是依靠动力性药物治疗。

例 1：男，30 岁，尿频、尿不尽 4 月余。

无诱因的情况下感觉尿意不明显，排尿时就算用力增加腹压也只能排出部分尿液，尿潴留，排尿困难，彩色 B 超测量膀胱残余尿量有约 250ml，无腰骶椎外伤史，无感冒和发热史。

尿动力学检查：膀胱逼尿肌收缩乏力。

治疗：口服溴吡斯的明 120mg，每 8h 1 次，用药 1d 后就有正相关作用，1 周后效果显著，溴吡斯的明改为 60mg，每日 2 次，3 周后停药，排尿基本正常，无尿潴留。彩色 B 超测膀胱残余尿量 30ml。

膀胱收缩乏力引起的排尿困难，是因为支配膀胱的神经功能失调，膀胱逼尿肌松弛，逼尿肌的逼尿力量减弱，或者尿道括约肌痉挛（图 12-6）。

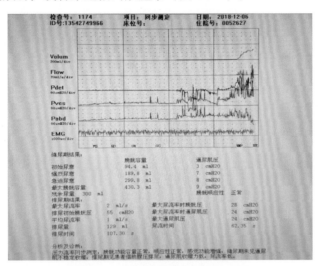

图 12-6　膀胱逼尿肌收缩乏力症

例 2：71 岁，慢性尿潴留，持续导尿 3 月余。某年轻医生会诊，给患者用盐酸坦洛新缓释片 0.2mg，每晚睡前服用，连续口服 2 周无疗效。

后来又请笔者再次会诊，询问病史，无高血压、无脑梗，因右侧股骨颈骨折，在医院卧床 3 个月，不能下床活动，排尿困难而导尿，现在患者已遵医嘱下床行走了，挂尿袋不方便参加社会活动，她想拔掉导尿管，根据以上病史考虑膀胱收缩无力，改用口服溴吡斯的明片 120mg，每日 3 次，用药 6d 就拔掉导尿管，自行排尿，溴吡斯的明片减至维持剂量 60mg，每日 2 次 ×2 周（图 12-7）。

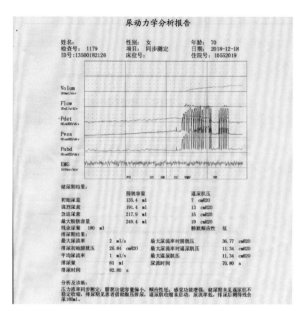

图 12-7　膀胱收缩乏力尿潴留

尿液异常（urine abnormality）是指正常尿液的理化性质发生改变，常见的尿液异常有10种：血尿、脓尿、蛋白尿、乳糜尿、混浊尿、残渣尿、气尿、低比重尿、血红蛋白尿、色素尿。

第一节　血　尿

血尿（hematuria）是指尿液内含有血液或含有大量红细胞。血尿是疾病的"代言人"，血尿不是一种病，一些疾病是以血尿为首发症状，很多疾病可以引起血尿，血尿分肉眼血尿和镜下血尿，肉眼血尿是指患者排出的新鲜尿液呈血红色，像是洗肉水样。镜下血尿是指离心沉淀尿中每高倍镜视野≥3个红细胞。

膀胱刺激征＋血尿＝感染，膀胱刺激征＋脓尿＝结核，无痛性肉眼血尿＋血块＝肿瘤。

肉眼可见的鲜红血尿，继之再排尿竟然为清亮尿液，可谓血尿"来无影去无踪"，必须考虑泌尿系统肿瘤，简而易行的B超可以筛查尿路结石、结核、肿瘤。

血尿的病因很复杂，大多数血尿可以查出原因，有少数血尿是查找不到原因的，称特发性血尿（图13-1）。

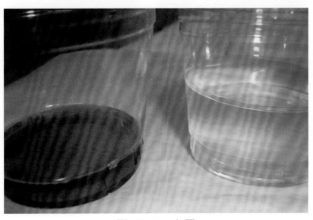

图 13-1　血尿

典型病例：男，40岁。无痛性间歇性肉眼全血尿3h入院。出血凶猛，看起来就像快速间歇性动脉搏动性喷鲜红色血液。

既往史：2017年5月和2018年5月分别有两次大出血，1～2d尿血自行停止。无外伤、无发热、无尿频、尿急、尿痛、排尿困难，无高血压、糖尿病、过敏史。

2018年11月28日第3次无诱因突然无痛性间歇性发生肉眼全鲜红血尿，像洗肉水样（图13-2）。

实验室检查如下。入院时血常规：HB130g/L，WBC17.0×10⁹/L，N86.4%。尿液分析：潜血（+++），血常规：HB90g/L，WBC9.0×10⁹/L，N 64.9%。

膀胱镜检查：可见左侧输尿管口不停地阵发性搏动性排出鲜血。

应用头孢类抗生素2d，输血4个单位，住院3d，于2018年11月30日肉眼血尿突然自行停止。遗憾的是出血时未做左输尿管镜和肾盂镜。

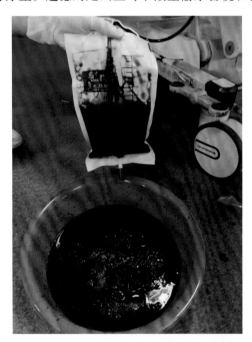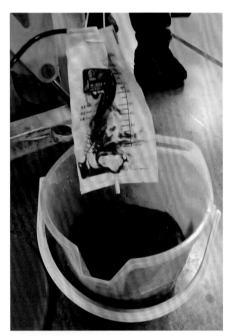

图13-2 反复突发性左肾大量出血

泌尿系统彩色B超、CT、左肾动脉造影显示双肾、输尿管、膀胱、尿道、前列腺、精囊腺尿道无结石、肿瘤、肾结核、肾积水，CTA未见动静脉畸形和肿瘤，患者出院观察（图13-3～图13-5）。

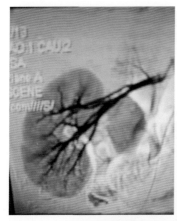
图 13-3　左肾动脉造影未见异常

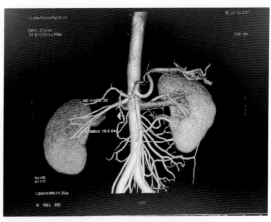
图 13-4　肾脏 CTA 未见异常

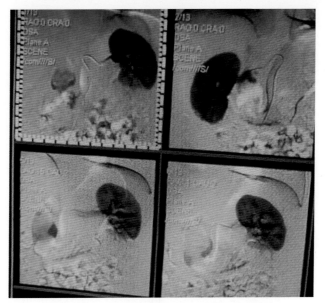
图 13-5　左肾动脉造影静脉期未见异常

第二节　色素尿

色素尿（pigmented urine）看上去是红色尿液，显微镜下未见尿液里有红细胞。

例 1：男，24 岁，吃了草莓馅的汤圆，当天和次日排出尿液呈红色，称为色素尿。

例 2：女，35 岁，主诉无痛性血尿 1d。某医生开单做 KUB、IVP 检查，结果未见异常，她吃红心火龙果后出现色素尿，色素尿液里无红细胞。

例 3：男，68 岁，无痛性血尿 1d，医生开住院预约单住院检查，KUB、IVP 检查没有问题，住院 2d 就出院了，他老婆说是吃红心火龙果引起的红色尿液。

红心火龙果含天然色素量较高，分子量较小，未被身体分解和吸收，由于水溶性较强，所以使尿液被染成红色，还有些饮料、食品含色素较多，使尿液被染成红色（图 13-6）。

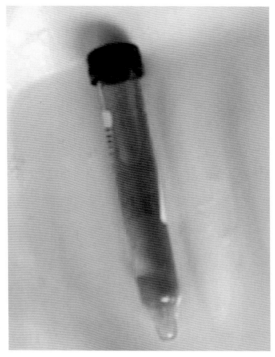

图 13-6　色素尿

第三节　脓血尿

脓血尿（urina cruenta）是因为细菌感染引起，主要以杆菌最常见，大肠埃希菌约占 80%，其次为副大肠杆菌变形杆菌、葡萄球菌、粪链球菌产碱杆菌。复杂性肾盂肾炎多由绿脓杆菌引起，少数情况下两种或两种以上细菌同时感染称混合感染，用抗生素太多、时间太长，容易发生二重感染（即霉菌感染）。

对泌尿系感染的患者，应用抗生素之前，有条件的情况下最好做尿液细菌培养＋药敏试验。

使用抗生素时，推荐短程足量。冲击疗法。剂量不足，"马拉松"式应用抗生素是不可取的。

本患者长期多发性肾结石合并脓肾，肾脏造瘘引流管引出脓血性尿液，经久不愈。放置肾造瘘管外引流后，必须保持导管引流顺畅，站立时引流袋不能高过腰部，平卧时引流袋放在床边，定期更换引流管、引流袋（图 13-7）。

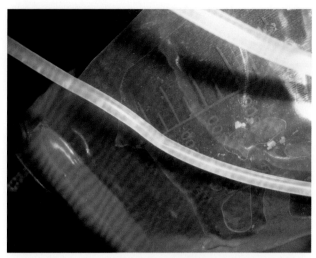

图 13-7　脓血尿

第四节　气　　尿

气尿（pneumatinuria）是指排出的尿液里有气体，未患某种特殊病的人尿液中没有气体，如果尿液里出现气体，首先考虑是尿路与肠道相通。

气尿的常见原因：尿路与肠管及阴道形成病理性瘘道，如肿瘤、结核、感染、结肠憩室并感染，还有外伤、手术、产妇分娩。手术是指经皮肾造瘘、经皮肾碎石取石（PCNL）、经尿道膀胱镜碎石取石术、膀胱造瘘术等。

典型病例：男，62 岁。主诉：排出的尿液中有气体、残渣、黄色东西和大便样嗅味 6 月余。无尿频、尿急、尿痛和发热。既往有强直性脊柱炎，腰椎呈"S"形弯曲，左髋关节类风湿炎后遗症，髋关节僵硬强直固定不能旋转，行走不便，是个严重的残疾人。

检查如下。① CTU：显示膀胱形态正常，未见膀胱肿瘤，可见膀胱里有气体阴影。②直肠镜检查：可见结肠、直肠里有大小不等 10 个多发性憩室，镜头下可见直肠憩室内有一个很小的唇状瘘口，可能是通向膀胱。③膀胱镜：膀胱镜头视野右上方有一个较小的唇状瘘口，5F 法氏导管冲洗瘘口时有许多细小残渣和混浊物排出，由于左髋关节强直不能旋转，阻碍硬膀胱镜头不能拐转，难以使镜头下的洞口调进视野中央。④膀胱造影 + 直肠造影：膀胱造影和空气造影显示膀胱正常形态，未见膀胱的造影剂和空气造影进入直肠；直肠造影可见直肠的造影剂和空气造影气体进入膀胱。动态视屏下能看到直肠和膀胱有一条短小通道，膀胱的造影剂和空气造影剂不能进入直肠，属于单向通道瘘，手术证实是乙状结肠、膀胱瘘，切除瘘道分别修复乙状结肠、膀胱瘘口。病理诊断：瘘管组织慢性炎症。（图 13-8 ~ 图 13-13）。

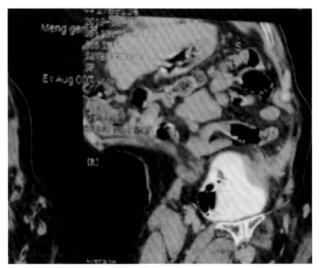

图 13-8　CTU 显示膀胱里有空气阴影

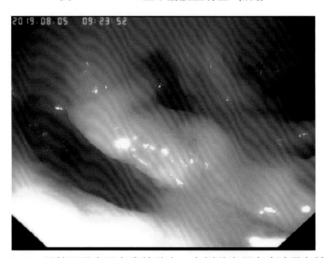

图 13-9　肠镜可见直肠多发性憩室、左侧憩室里有瘘孔通向膀胱

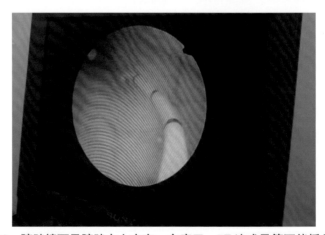

图 13-10　膀胱镜可见膀胱右上方有一个瘘口，5F 法式导管不能插入瘘道内

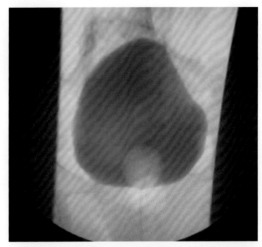

图 13-11　膀胱碘造影显示正常膀胱形态，未见造影剂进入直肠

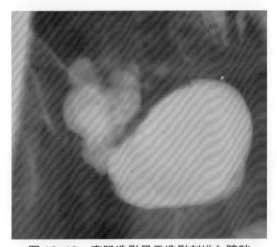

图 13-12　直肠造影显示造影剂进入膀胱

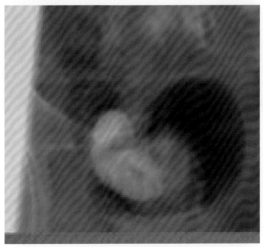

图 13-13　直肠空气造影显示空气进入膀胱

第五节　乳糜尿

乳糜尿（urine chylous，chyluria）是因乳糜液逆流进入尿中所致，尿液出现不同程度的乳白色，乳糜尿可以并发血尿，叫乳糜血尿。直到目前为止，医学认为乳糜尿（chyluria）的原因是乳糜液进入肾盂，排出的尿液就像乳白色的牛奶样。由于胸导管（是体内最大的淋巴管）阻塞，使淋巴乳糜池压力升高，淋巴液逆流到肾盂产生乳糜尿，乳糜尿形成乳糜块，堵塞了输尿管会引起肾绞痛。

病因：过去和现在一直认为是胸导管阻塞或受压，局部淋巴管炎症损害，致淋巴液动力学改变，乳糜液进入尿路而形成乳糜尿。乳糜尿的成分是乳糜微粒和蛋白质复合物。

治疗：①通过膀胱镜逆行插管肾盂灌注可缓解。②肾周淋巴管剥脱。③做肾脏肾盂周围淋巴管剥脱手术。④近年来有人采取体外冲击波（ESWL）治疗有一定疗效。

典型病例：女，65岁，每当吃脂肪餐、煲汤后尿液呈现"牛奶"样乳白色。化验：尿乳糜试验阳性，诊断为乳糜尿。

预防与治疗：吃清淡低脂食物，禁脂肪餐，用2%硝酸银20～25ml单侧肾盂灌注，每周一次，连用4周，效果明显，但容易复发（图13-14）。

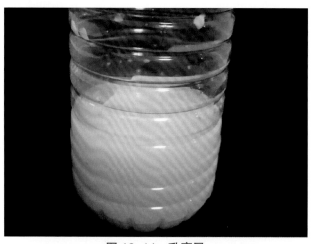

图13-14　乳糜尿

第六节　乳糜尿合并下肢象皮肿

乳糜尿病例多见，下肢象皮肿（lymphedema of lower extremity）病例多见，这两种疾病同时发生的病例较为少见，下肢象皮肿也叫下肢淋巴水肿，常见于一侧下肢水肿，两侧下肢水肿少见。

病因：主要是慢性血丝虫引起的淋巴管腔机械性梗阻，淋巴液回流障碍，出现胸腔乳糜液、腹腔乳糜液、阴囊鞘膜乳糜积液、下肢淋巴水肿。

魏庆宽等（2006）报道鲁南地区1995—2004年慢性血丝虫病504例中，乳糜尿428例（84.92%），428例乳糜尿中合并下肢象皮肿只有3例。段绩辉等（1996）报道470例慢性丝虫病中两种以上病变者16例（3.4%），鞘膜积液合并乳糜尿9例，鞘膜积液合并象皮肿2例，乳糜尿合并鞘膜积液2例，乳糜尿合并象皮肿2例。

WHO（1985）国际淋巴学会制定的三级淋巴水肿分类法：分为轻、中、重度三个级别。

治疗方面较为棘手，虽然传统中医中药治疗的药方不少，但疗效不佳，到目前为止也无特效治疗方法。

典型病例：女，75岁。每当进脂肪餐后次日排出的尿液呈乳白色牛奶样，有时甚至有乳糜团块，无尿频、尿急、尿痛，未见尿血。病史36年余，逐渐发现左侧下肢淋巴水肿，由轻到重25年，慢步行走功能尚可，左侧下肢稍有沉重活动不便感，皮肤象皮样水肿严重，无疼痛和皮肤瘙痒，压迫有凹陷。嘱进行膀胱镜检查，但患者不同意。尿液化验：多次做乳糜试验（+），查血液未找到血丝虫微丝蚴，左侧下肢象皮肿也未做淋巴管系造影。

治疗：禁脂肪餐，吃清淡食物，煎服传统中药石莲子汤，萆薢分清饮等，也没什么大的效果，反复发作，患者年事已高，左侧下肢象皮肿也未做外科手术治疗（图13-15）。

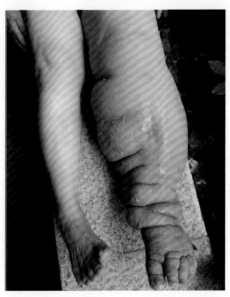

图13-15　乳糜尿合并左下肢重度象皮肿

第七节 二重感染尿

二重感染尿（double infection urine）又称重复感染（superinfection），实际上是菌群失调症。由于不规范地滥用广谱抗生素，使得敏感菌群未被杀灭，霉菌乘机生长繁殖，出现感染，叫二重感染尿，又叫菌群失调，常由白色念珠菌、真菌引起，多见于老年体弱多病、抵抗力低下的患者，出现原因不明的发热、腹泻或肺炎，应用抗生素治疗无效时，应考虑"二重感染"，可试用抗真菌药物。

预防：防止"二重感染"最好的办法是按细菌培养＋药敏试验用药，短程冲击疗法使用广谱抗生素，严格执行抗生素使用原则，不滥用抗生素，没有发热、白细胞不高不用广谱抗生素。

例1：左肾造瘘引流管内可见较多白色絮状物，化验尿液：念珠菌阳性，诊断为二重感染（图13-16）。

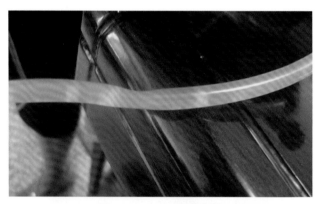

图13-16 二重感染尿

例2：男，67岁，右肾鹿角形结石，开放手术取石后应用头孢类和喹诺酮类抗生素，术后第7天不料继发术肾大出血，做介入经皮超选择性肾动脉栓塞治疗好转，继续联合应用两种广谱抗生素，第12天患者伸手给医生看，双手皮肤色泽苍白，皮肤科医生会诊意见是白色念珠菌感染。

白色念珠菌（monilia albican）是一种真菌，正常人体是存在这种菌的，一般不会致病，本患者是因为大剂量长时间应用广谱抗生素和左氧氟沙星后产生菌群失调，大量真菌生长繁殖，也称为"二重感染"。

治疗"二重感染"是停用头孢和左氧氟沙星，立刻注射和／或口服氟康唑150mg，5～7d即愈（图13-17、图13-18）。

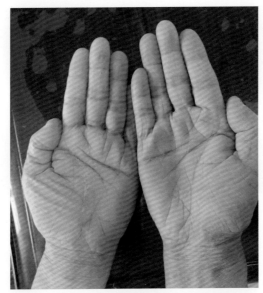

图 13-17　白色念珠菌感染（二重感染）

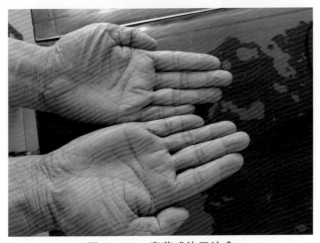

图 13-18　真菌感染已治愈

第八节　膀胱紫癜症

膀胱紫癜症（purpura of bladder）又称膀胱出血性紫癜，病因尚不明确，反复血尿。

膀胱镜可见膀胱黏膜下多发性出血灶和紫斑。膀胱紫癜就是膀胱黏膜下毛细血管的炎症，但不是感染，这种紫癜可波及肾脏或身体各个器官。

膀胱紫癜症一般两周左右可自行消退，肾紫癜、膀胱紫癜是全身紫癜的一部分，也称膀胱紫癜症（图 13-19）。

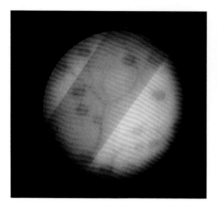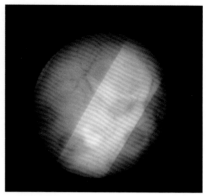

图 13-19　膀胱紫癜

参 考 文 献

［1］冯超，李汉忠，罗玉凤，等．嗜铬素A表达在嗜铬细胞瘤诊断中的意义 [J]. 中华泌尿外科杂志，2005，26（6）：389-390.

［2］晏继银，许汉标，杨伟忠，等．嗜铬细胞瘤误诊3例分析 [J]. 中华误诊学杂志，2001，5（13）：2039-2040.

［3］张晓春，薛兆英，阎同贵，等．良恶性嗜铬细胞瘤的鉴别诊断与治疗 [J]. 中华泌尿外科杂志，1997，18（2）：78-80.

［4］晏继银，许汉标，杨伟忠，等．哌唑嗪、特拉唑嗪在嗜铬细胞瘤术前的应用（附12例报告）[J]. 临床泌尿外科杂志，1999，14（11）：470-471.

［5］周四维，杨为民，叶章群，等．巨大肾上腺嗜铬细胞瘤囊内剜出术后随访报告 [J]. 临床泌尿外科杂志，1994，9（6）：328-329.

［6］施锡恩，吴阶平．泌尿外科学 [M]. 北京：人民卫生出版社，1978.

［7］梅骅．泌尿外科手术学 [M]. 2版．北京：人民卫生出版社，1996.

［8］沈志远，徐骏，陶晶，等．囊性肾上腺嗜铬细胞瘤5例分析及文献复习 [J]. 国际泌尿系统杂志，2018，38（5）：823-824.

［9］马胜利，邓洪军，杨柳平，等．囊性肾上腺嗜铬细胞瘤诊断为消化系疾病4例分析 [J]. 武汉大学学报（医学版），2007，28（3）：401-403.

［10］程龙，胡万里，肖和，等．肾上腺腺瘤并完全性Kartagener综合征1例报告并文献复习 [J]. 现代泌尿外科杂志，2015，20（8）：566-569.

［11］晏继银．无影灯下笔谈 [M]. 武汉：湖北科学技术出版社，2014.

［12］王行环，郑航，彭建平．精准解剖式腹腔镜肾上腺肿瘤切除术 [J]. 现代泌尿外科杂志，2016，21（2）：81-83.

［13］丘少鹏，谭敏，吴志棉，等．后腹腔镜手术治疗肾上腺疾病 [J]. 中华泌尿外科杂志，1998，19（11）：643-645.

［14］李仲宜，龙慧民，顾明祥，等．后腹腔镜与腹腔镜肾上腺肿瘤切除术的评价 [J]. 中华泌尿外科杂志，2000，21（7）：396-397.

［15］应诚诚，郑新民．肾上腺转移癌诊疗进展 [J]. 医学新知杂志，2014，24（6）：398-400.

［16］白松，吴斌．伴有肾错构瘤的淋巴管肌瘤病的诊治分析 [J]. 临床泌尿外科杂志，2016，（5）：470-473.

［17］苏泽轩，梅骅，陈子华．肾窦解剖新发现及其在结石手术中的应用 [J]. 中华泌尿外

科杂志，1987，8（8）：278-280.

［18］ 晏继银，许汉标，杨伟忠，等 . 楔形切除肾门后唇的肾窦内肾盂切开取石术（附 66 例报告）[J]. 中华泌尿外科杂志，2002，23（3）：149-150.

［19］ 晏继银，许汉标，杨伟忠，等 . 开放手术治疗复杂性肾结石的体会 [J]. 中国综合临床，2000，16（13）：86-87.

［20］ 李逊，吴开俊，陈文忠，等 . 多通道经皮肾穿刺取石治疗复杂性肾结石 [J]. 中华泌尿外科杂志，1998，19（8）：469-470.

［21］ 晏继银，张东江，杨伟忠，等 . 经皮肾镜碎石取石术治疗复杂性肾结石的体会 [J]. 中华泌尿外科杂志，2009，30（2）：110-111.

［22］ 曾国华，赵志健，钟文，等 . 超微经皮肾镜取石治疗肾结石的疗效观察 [J]. 临床泌尿外科杂志，2013，28（3）：161-163.

［23］ 张凡，郑航 . 常温下肾动脉阻断后缺血时间与术肾泌尿功能恢复的相关性 [J]. 川北医学院学报，2016，31（3）：303-305.

［24］ 晏继银，许汉标，杨伟忠，等 . 肾、输尿管结石合并妊娠的处理（附 5 例报告）[J]. 中华综合临床医学杂志，2002，4（3）：8-9.

［25］ 晏继银，许汉标，杨伟忠，等 . 肾造瘘外引流 18 年随访 [J]. 中华医学论坛，2005，4（1）：32-33.

［26］ 尚瑞，刘同族，郑新民，等 . 彩超引导下经皮肾钬激光碎石术治疗肾旋转不良结石的探讨 [J]. 医学新知杂志，2012，22（5）：335-337.

［27］ 张林，刘同族，王行环，等 . 一体式软硬质输尿管镜钬激光碎石取石术治疗输尿管上段结石的临床观察 [J]. 武汉大学学报（医学版），2016，37（1）：131-133.

［28］ 张林，刘同族，王行环，等 . 输尿管软镜碎石取石术治疗 2cm 以上肾结石的临床观察 [J]. 武汉大学学报（医学版），2017，38（5）：812-814.

［29］ 彭谋，王行环，刘同族，等 . 原发性肾实质鳞状细胞癌合并肾盂结石 1 例报告 [J]. 现代泌尿外科杂志，2012，17（2）：145-145.

［30］ 王行环，罗仪 . 腹腔镜下根治性膀胱切除术的现状与争议 [J]. 临床泌尿外科杂志，2008，23（8）：565-566.

［31］ 彭建平，郑航，王行环 . 肿瘤大小、向心性指数对零缺血肾部分切除术出血量的影响 [J]. 现代泌尿外科杂志，2016，21（9）：667-669.

［32］ 张卫兵，王行环，郑航，等 . 腹腔镜前列腺癌根治术的疗效评估 [J]. 武汉大学学报（医学版），2015，36（1）：69-71.

［33］ 李胜，王行环 . 等离子体双极电切系统在前列腺增生症手术治疗中的应用及研究进展 [J]. 中华临床医师杂志（电子版），2011，5（20）：6089-6093.

［34］ 王行环 . 良性前列腺增生的微创治疗 [J]. 临床外科杂志，2013，21（11）：819-821.

［35］黄静宇，王行环，杨中华，等.经尿道双极等离子前列腺电切术在大体积前列腺增生（＞80g）患者中的应用 [J]. 临床外科杂志，2013，21（11）：832-834.

［36］杨伟忠，邓锦标，晏继银.以膀胱为首发症状的恶性淋巴瘤一例报告 [J]. 中华泌尿外科杂志，1997，18（1）：26-27.

［37］晏继银.经尿道 Nd：YAG 激光治疗膀胱肿瘤的疗效观察 [J]. 中国激光医学杂志，2000，9（4）：217-218.

［38］杨中华，刘同族，王行环.经尿道前列腺铥激光汽化术与等离子切除术治疗前列腺增生疗效的 5 年随访比较 [J]. 现代泌尿外科杂志，2016，21（10）：764-767.

［39］王行环.提高等离子经尿道前列腺电切手术安全性的技术要领（附光盘）[J]. 现代泌尿外科杂志，2014，19（9）：563-566.

［40］徐松，王行环，杨中华，等.经尿道等离子双极电切治疗不同体积 BPH 对比分析 [J]. 临床泌尿外科杂志，2011，26（9）：686-688.

［41］晏继银，许汉标，杨伟忠，等.经尿道电汽化治疗前列腺增生 [J]. 中国内镜杂志，2000，6（3）：26-27.

［42］晏继银，许汉标，杨伟忠，等.耻骨上前列腺切除术防止膀胱颈狭窄的评价 [J]. 实用医学杂志，2000，16（增刊）：52-53.

［43］晏继银，许汉标，杨伟忠，等.腹壁外可拆除的膀胱颈荷包缝合预防膀胱颈梗阻的疗效 [J]. 临床泌尿外科杂志，2000，15（6）：282-283.

［44］晏继银，许汉标 杨伟忠，等.经尿道等离子电切前列腺增生症 35 例体会 [J]. 中国男科学杂志，2000，14（2）：112-113.

［45］晏继银，许汉标，杨伟忠，等.不缝缩膀胱颈口的耻骨上前列腺切除术 [J]. 中华泌尿外科杂志，2000，21（12）：744-745.

［46］晏继银，许汉标，杨伟忠，等.腹壁外可拆除的隔离腺窝法，耻骨上前列腺切除术 [J]. 中华外科杂志，2002，40（1）：78-79.

［47］杨伟忠，晏继银，魏训科.CEIA 在耻骨上前列腺切除术后镇痛的疗效观察 [J]. 中国医刊，2002，37（8）：42-43.

［48］晏继银，许汉标，杨伟忠，等.不缝缩颈口球囊隔离腺窝耻骨上大体积前列腺切除术 [J]. 中华泌尿外科杂志，2004，25：373-374.

［49］张东江，晏继银.间隙性真空方法促进伤口愈合的效果 [J]. 中国现代医学杂志，2004，14（17）：152-153.

［50］晏继银，胡礼泉.两组血管活性药物在治疗 ED 中的比较应用 [J]. 男性学杂志，1988，2（4）：213-214.

［51］晏继银，胡礼泉.阴茎海绵体造影诊断静脉漏性 ED 的评估 [J]. 临床泌尿外科杂志，1991，6（3）：148-149.

［52］晏继银.西地那非和育亨宾治疗勃起功能障碍疗效比较［J］.中国男科学杂志，2000，14（2）：103-105.

［53］晏继银，许汉标，杨伟忠，等.改进的阴茎部分切除术治疗早期阴茎癌远期结果［J］.中国现代医学杂志，2004，14（6）：124-125.

［54］晏继银，许汉标，杨伟忠.美蓝染色法提高静脉性勃起功能障碍手术治疗效果［J］.中华男科杂志，2001，7（6）：387-388.

［55］晏继银，许汉标，杨伟忠，等.楔形切除肾门后唇修复医源性肾盂撕脱伤的经验（附7例报告）［J］.中华泌尿外科杂志，2003，24（12）：815-817.

［56］晏继银.劈耻骨修复难治性后尿道狭窄9例报告［J］.伤残医学杂志，1995，3（3）：35-36.

［57］晏继银，胡礼泉，郑新民，等.手淫导致膀胱异物［J］.男性学杂志，1990，4（1）：48-49.

［58］晏继银，许汉标，杨伟忠，等.腹股沟膀胱滑动疝3例报告［J］.临床泌尿外科杂志，1997，12（5）：282-283.

［59］晏继银，许汉标，杨伟忠，等.紫外线照射预防尖锐湿疣复发的临床探讨［J］.中华医学论坛，2004，3（4）：17-18.

［60］晏继银，许汉标，杨伟忠，等.CO_2激光治疗尖锐湿疣185例报告［J］.医用激光杂志，1993，7（1）：42-43.

［61］晏继银，许汉标，杨伟忠，等.CO_2激光治疗老年女性尿道肉阜［J］.医用激光杂志，1993，7（1）：66-68.

［62］晏继银，许汉标，杨伟忠.过量服用去痛片致肾周围巨大血肿和急性肾功衰1例报告［J］.中华临床医药杂志，2001，13（5）：776-777.

［63］晏继银，胡礼泉.大剂量皮质醇和抗组织胺预防含碘造影剂所致的严重过敏反应（附6例报告）［J］.中华实验外科杂志，1995，12（3）：189-190.

［64］晏继银，胡礼泉，郑新民，等.复方罂粟碱阴茎海绵体注射治疗ED的药物剂量探讨［J］.中华实验外科杂志，1991，8（1）：44-45.

［65］晏继银，许汉标，杨伟忠，等.硅胶管皮下输尿管旁路肾盂膀胱内引流疗效观察［J］.中华泌尿外科杂志，2004，25（1）：29-30.

［66］晏继银，张东江，阿秀梅，等.简易抽气拔罐法促进伤口愈合22例［J］.中国针灸，2003，23（5）：306-307.

［67］张东江，晏继银.局部真空和加氧促进伤口愈合的评估［J］.广东医学，2003，24（10）：1113-1114.

［68］段绩辉，唐来仪，白晓蓉，等.湖南省基本消灭丝虫病后慢性丝虫病的抽样调查［J］.中国寄生虫学与寄生虫病杂志，1996，14（4）：280-284.

［69］ 魏庆宽，曹健，徐秀来，等 . 1995—2004 年鲁南丝虫性乳糜尿及象皮肿病例资料分析 [J]. 中国热带医学，2006，6（4）：615-617.

［70］ 张银高，王行环，曾俊，等 . 乳糜尿肾周淋巴管分布规律及临床意义 [J]. 中华实验外科杂志，2014，31（7）：1597-1600.

［71］ 许汉标，晏继银，胡惠军，等 . 肾紫癜症误诊 9 例并文献复习 [J]. 中国误诊学杂志，2004，4（7）：979-981.

［72］ Bagchi Pk，Bora SJ，Barua SK，et al. Giant adrenal tumor presenting as Cushing's syndrome and pheochromocytoma：A case report[J]. Asian Journal of Urology，2015（3）：182-184.

［73］ Li S，Liu TZ，Wang XH，et al. Randomized controlled trial comparing retroperitoneal laparoscopic pyelolithotomy versus percutaneous nephrolithotomy for the treatment of large renal pelvic calculi：a pilot study[J]. Endourol，2014，28（8）：946-950.

［74］ Li S，Zeng XT，Ruan XL，et al. Holmium laser enucleation versus transurethral resection in patients with benign prostate hyperplasia：an updated systematic review with meta-analysis and trial sequential analysis[J]. PLoS One，2014，9（7）：e101615.

［75］ Wang XH，Wang X，Shi MJ，et al. Systematic review and meta-analysis on phosphodiesterase 5 inhibitors and α -adrenoceptor antagonists used alone or combined for treatment of LUTS due to BPH[J]. Asian J Androl，2015，17（6）：1022-1032.

［76］ Zhang P，Hu WL，Cheng B，et al. Which play a more important role in the development of large-sized prostates （≥ 80 ml），androgen receptors or oestrogen receptors? A comparative study[J]. Int Urol Nephrol，2016，48（3）：325-333.

［77］ Yang Z，Liu T，Wang X. Comparison of thulium laser enucleation and plasmakinetic resection of the prostate in a randomized prospective trial with 5-year follow-up[J]. Lasers Med Sci，2016，31（9）：1797-1802.

［78］ Yang K，Zhen H，Hubert N，et al. From dV-Trainer to Real Robotic Console：The Limitations of Robotic Skill Training[J]. J Surg Educ，2017，74（6）：1074-1080.